放っておくとこわい症状大全

早期発見しないと後悔する
病気のサインだけ集めました

総合内科専門医
秋津壽男

ダイヤモンド社

はじめに

先日、私の医院でこんなことがありました。

「最近、疲れが取れない」という40代のサラリーマンがいらしたのです。たしかに顔色が悪く、元気がなさそうです。

問診しながら、患者さんのまぶたをひっくり返してみたところ、まぶたの裏が白っぽくなっていました。明らかな貧血です。

40代以降の男性で貧血症状がある場合、医者はかなりドキッとします。女性の場合は生理が考えられますが、男性の貧血の場合、体内のどこかで出血を起こしている可能性が高いからです。考えられるのは潰瘍《かいよう》かがんです。

血液検査でもヘモグロビン濃度が極端に落ちていたので、すぐに大学病院を紹介し、詳細な検査へ。すると、初期の胃がんでした。

その方の場合、発見が早かったので、簡単な手術で全快され、今は元気に職場復帰されています。

しかし、もし「ただの疲れ」「たかが貧血」と軽く考え、市販のドリンク剤などでごまかしていたら……そう考えるとゾッとしてしまいます。

事実、多くの人が、病気のサインを見逃して損をしています。

これは、長年医師として多くの患者さんと接するなかで、とくに残念に思うことのひとつです。

もう少し早く病気に気づいていれば、

もっと簡単に治せたのに、

寝たきりや要介護にならなくてすんだのに、

命が助かったのに……

そんな事例をたくさん目の当たりにしてきました。

その症状、隠れた病気のサインかも？

私は東京の下町、戸越銀座商店街で長年町医者をやってきました。場所がら、近所にお住まいのご高齢の方やファミリーのみなさんからかかりつけ医として、ご利用いただいています。

テレビ東京『主治医が見つかる診療所』に出演するようになってからは、遠方からおみえになる方も増えてきました。

とはいっても、町なかにあるクリニックですから、一刻を争うような重病の方は基本的にはおみえになりません。

「熱が出た」「おなかをこわした」というよくあるものから、「何となく体調が悪い」「元気が出ない」といったものまで、ときには診察室がよろず相談所のようになることもあります。

それでも医者としては、どんな訴えに対しても、背後に大きな病気が隠れていないか、細心の注意を払って診察しています。というのも、**一見それほどでもないものでも、実は放っておくとこわい症状も少なくない**からです。

人はいきなり大病になるわけではありません（もちろんそういうケースもありますが）。最初は気にもとめないわずかな症状が、放っておくと、取り返しがつかない大病になることがあるのです。

ほとんどの病気は、体を使ってSOSを出しています。

- **ふつうに歩くだけで息切れするようになった**
- **夜間3回以上トイレに起きる**
- **急に便が細くなった**
- **軽い運動をすると左胸痛がする**

・油ものを食べたときだけ、右わき腹が痛む
・なぜかまぶたが下がってくる

これらは、本書でも紹介している大病のシグナルの一部です。
いかに早期の段階で、体が発するシグナルに気づき、対処してあげるか。
それが病気を治療するための一番のポイントだといえます。

絶対に見逃したくない44のSOSサイン

この本では、こうした一見すると見逃しがちな体のSOSサインのうち、
とくに**早期発見しないと後悔する病気の症状だけを集め、解説しました。**
ちょっとした不調や栄養不足のサインから、寝たきり・要介護につながる

病気やがん、生活習慣病、そして突然死まで、できるだけ早く体の異変に気づき、対処したい病気のシグナルをお伝えします。

本書を一読し、これらの症状が少しでも頭の片隅に残っていれば、あなた、そして大切なご家族がいざというときに、早期発見・治療につなげられることでしょう。

体からのSOSに気づけるか、気づけないか――。

それが運命の分かれ道です。

本書によって、病気で後悔するような方が少しでもいなくなれば幸いです。

総合内科専門医　秋津 壽男

放っておくとこわい症状大全

もくじ

第1章

病気になる前にケアしたい日常の不調

第2章

早期発見がカギを握るがんのサイン

第3章

放っておくと命を脅かす大病のシグナル

第4章
寝たきり、要介護につながる病気の兆候

第5章 絶対に見逃したくない突然死の前触れ

本書は、あくまで不調・病気の傾向を記したものです。
症状の有無にかかわらず、ご自身の判断にて適切に医療機関をご受診ください。

第1章

病気になる前に
ケアしたい
日常の不調

放っておくとこわい症状①

原因不明の肌荒れ

↓

腸内環境の悪化

肌荒れの原因は、血液に入ったおならのせい!?

肌は体の不調が一番あらわれやすい場所です。肌の調子を見れば、健康状態がわかるといっても過言ではありません。

しかし、ひとくちに肌荒れといっても原因はさまざまです。紫外線や乾燥、化粧品・衣類の刺激などでも肌荒れは起こります。ただし、これらはすべて原因となる刺激を取り除けば改善できます。

注意したいのは、**体の中に原因がある肌荒れ**です。

「思い当たるふしがないのに、最近、急に肌が荒れてきた」という場合は、腸内環境を疑ってみてください。実は、**腸内環境は皮膚と密接な関連がある**のです。

そのメカニズムを説明しましょう。

人間の腸内には細菌がたくさんいます。そのうち善玉菌は、消化を助けたり、免疫機能を支えたり、人間にはつくれないビタミンをつくってサプリメントの代わりになったりと、いろいろな働きをしてくれます。

一方、腸内には、食べ物を消化するときに硫化水素や二酸化硫黄など（臭いおならのもとになる物質）を分泌する悪玉菌もいます。

腸内細菌のバランスがくずれて悪玉菌が多くなると、臭いガスが腸内にたまり、おならになって出てきますが、その一部は腸の壁から吸収されて血液に乗り、皮膚まで届いて肌荒れの原因になるのです。

つまり**原因不明の肌荒れは、腸内環境の悪化が皮膚にあらわれたもの、**といえます。にきびや吹き出もの、肌の乾燥、湿疹など、心あたりのない肌荒れが出た場合は、腸内環境の悪化も疑ってみましょう。たかが肌荒れ、と放っておいてはいけません。

腸内環境が悪化すると、糖を好む悪玉菌のせいで糖分を欲するようになり、肥満になるという報告もあります。

腸は免疫系統とも関わりがあるので、風邪やインフルエンザ、新型コロナウイルスなどの病気にもかかりやすくなるでしょう。

また、腸の状態を悪いままにしておくと、腸壁が荒れて大腸がんになってしまう恐れもあります。

たかが肌荒れとは思わず、腸の健康には十分気をつけましょう。

腸内環境悪化のサイン

この症状が重なると注意

肌荒れ／おならが臭い／便が臭い／下痢／便秘／便のキレが悪い／太りやすい

放っておくと……

免疫力低下により、風邪やインフルエンザ、新型コロナウイルスなどの感染リスクが増す。また、大腸がんのリスクも高まる。

予防のワンポイントアドバイス

悪玉菌のエサとなる肉（とくに牛肉）やアルコール、ハム、ソーセージを控える。善玉菌が含まれるヨーグルトと、善玉菌のエサとなるオリゴ糖を一緒にとるのも効果的。

放っておくとこわい症状②

寝ても疲れが取れない

↓

肝臓の疲れ

疲れが取れないのは、「ゴミ処理工場」がパンクしかけているサイン

前日の疲れは、ふつうは睡眠でリセットされます。しっかり睡眠時間が取れているのに疲れが残るなら、疲れを処理する体のシステムに問題がある可能性があるでしょう。

疲れの処理に大きな役割を果たすのが「肝臓」です。肝臓は体中から集めたゴミを分解、解毒するところ、つまりは**巨大なゴミ処理工場**だと思ってください。

体はつねにエネルギーを取り入れ、活動していて、その結果としてゴミを出しています。肝臓を酷使しすぎると、そのゴミの処理がうまくできず、処理がとどこおって、体のあちこちに少しずつゴミがたまります。結果、疲れ

やだるさなどの不調が出てくるのです。

そのまま肝臓をフル稼働させ続ければ、いつかはパンクし、肝炎や脂肪肝、そして肝硬変、肝臓がんへと進行してしまう可能性もあります。

疲れが取れづらいと感じるなら、積極的に肝臓を休ませてあげましょう。

肝臓を上手に休ませるコツは、必要以上の仕事を与えないことに尽きます。

肝臓といえばアルコール分解のイメージがありますが、お酒の問題だけではありません。

1日に必要なカロリーを超えた分は、余分なエネルギーとして肝臓が処理することになる、と覚えておきましょう。

たとえば、ご飯などの糖質は肝臓でグリコーゲンに変わり、さらに余った分は脂肪へと変えられます。食べた脂も肝臓で脂肪酸になります。飲みすぎはもちろん、**食べすぎも肝臓に負荷をかける**のです。

また、食事や飲酒「量」をおさえることも大切ですが、**「回数」**も重要です。何かを食べれば、少なからず肝臓を働かせてしまうことになります。いくら食事量を減らしても、ダラダラと間食をしていると、肝臓が休まることはありません。

疲れているときは、思い切って一食抜くプチ断食をすれば、〝工場〟の稼働をおさえられるのでおすすめです。

なお、肝臓向けの健康食品やサプリもありますが、それらも結局は肝臓が処理するので、とりすぎには注意しましょう。

肝臓をケアするには、やはり過剰に働かせないのが一番です。

肝臓の疲れのサイン

⚠この症状が重なると注意

寝ても疲れが取れない／日中の眠気／食欲不振／体がだるい／何となく体調がすぐれない

放っておくと……

肝機能が低下して肝炎を起こしたり、肝臓に脂肪がたまる脂肪肝、さらには肝硬変、肝臓がんへと進行したりする恐れがある。

予防のワンポイントアドバイス

飲みすぎだけでなく、食べすぎも肝臓の負担になる。症状が出たら、休肝日をもうけたり、プチ断食をしたりして肝臓を休ませよう。

放っておくとこわい症状 ③

口の端が荒れている

↓

胃腸の疲れ

口は消化器官の見張り番！胃腸が衰えると、口に「胃の花」が咲く

口の端が切れるのは口角炎といい、関西ではこれを「胃の花が咲く」といいます。胃の疲れが、口にあらわれるという意味です。

口、食道、胃、腸、肛門はすべて1本の消化器官としてつながっています。ひとつが悪くなれば、全体に影響があらわれますが、目に見えて症状が出やすいのが口なのです。

「胃の花」は別名「見張りイボ」ともいわれています。**つながっているどこかの臓器に異常があるよ、**という見張り番の役割を果たしているわけです。

とくに、長引く口角炎や口内炎は要注意。たいていは一晩寝たら治るので、それほど長引きません。唾液には殺菌作用があり、免疫物質IgAがたっぷ

り含まれているので、夜寝ている間に修復されてしまうものです。よく傷につばをつければ治るといったのは、あながちウソではありません。

ところが、いつまでたっても治らないのは、胃腸の状態が弱っていて、口の免疫機能が落ちてしまっている可能性があるからなのです。

原因は胃腸の疲れなので、そこを治さない限り、「胃の花」や口内炎はなかなか治りません。

症状が長引いて、なかなか治らない場合は、原因である胃や腸の状態がかなり弱っている可能性もあります。放っておくと、胃炎から胃潰瘍、胃がんへと進み、腸の不調から大腸がんになる可能性もあるでしょう。

口角炎が出るようなら、胃腸にストレスがかからないよう、消化のいい食べ物をとり、刺激物は避け、睡眠をしっかりとるよう心がけましょう。

なお、市販の胃薬を使うときは、種類に注意してください。空腹時に胃が痛むのは胃酸過多なので、胃酸をおさえるタイプの胃薬を使いましょう。反対に食後に胃がもたれるなど不快感を感じる場合は、胃の働きを促すタイプの胃薬を選びます。

ちなみに、胃腸と口は同じ消化器官なので、口角炎や口内炎は、液状の胃炎薬を直接患部につけると治りが早まります。

胃腸の疲れのサイン

⚠この症状が重なると注意

口の端が荒れている／口内炎／胃のもたれ・むかつき／胃痛

放っておくと……

胃炎から胃潰瘍、胃がんへと進行する恐れがある。腸の不調から大腸ポリープや大腸がんになる可能性も。

予防のワンポイントアドバイス

胃腸にストレスがかからないよう、消化のいいものを食べ、刺激物を避け、睡眠もしっかりとるように心がけよう。

放っておくとこわい症状④

寝起きに足がむくんでいる

↓

腎臓の疲れ

朝の足のむくみは「腎臓」を疑え

体がむくむのは、体内に必要以上に水分がたまっているからです。

たとえば、誰でも夕方には足がむくんできます。それは重力で足のほうに水分がたまっていくからです。ひと晩寝れば、体が水平になって、足にたまった水分が体中に散り、足のむくみはなくなります。

こうしたむくみは生理的なものなので、病気ではありません。

しかし、もし朝になってもまだ足がむくんでいたら、明らかに体に水分が多すぎるということです。その場合は、腎臓の疲れを疑ったほうがいいでしょう。

腎臓には、2つの働きがあります。ひとつはとりすぎた水分を出すこと。もうひとつは肝臓で処理した老廃物を水に溶かして体外に出すことです。

つまり、体内の水分を調整するのが腎臓の役割であり、**体がイレギュラーにむくむのは腎臓の機能が弱っているサイン**なのです。

そもそも、なぜ腎臓が疲れるのかというと、過剰に塩分を処理させられているからです。塩分は腎臓で処理されるため、**塩分の濃い食事をとればとるほど、腎臓は疲れ、むくみがあらわれます。**

ちなみに、夜寝ていると、足にたまった水分が顔にも移動するため、朝には顔が少しはれぼったくなります。これは正常です。ただし、午後になってもまだむくんでいるような場合は、腎臓機能が低下している証拠です。

腎臓が疲れているサインには、むくみ以外にもうひとつあります。

それは**目の下のクマ**です。塩分のとりすぎで、腎臓がフル回転して疲れてしまうと、老廃物がうまく捨てられません。すると、体内に残った老廃物が目の下にクマをつくるといわれています。

通常のクマは首から上の血行不良が原因ですから、熱い蒸しタオルを目に当てたり、顔の表情筋をよく動かしたりして血流を改善すれば、次第に消えていきます。それでも治らない頑固なクマは、腎臓に原因があるかもしれません。

また、腎臓が処理できなかった老廃物は皮膚にもたまります。肌の乾燥やかゆみが重なる場合も要注意です。

腎臓の疲れを感じたら、極力塩分を控えるようにしましょう。少なくとも、WHO（世界保健機関）が推奨する1日の塩分摂取量5グラム以下になるように心がけてください。

腎臓の疲れのサイン

この症状が重なると注意

寝起きに足がむくんでいる／午後や夜になっても顔がむくんでいる／疲れやすい／濃い色の尿が出る／目の下のクマがなかなか消えない／皮膚の乾燥・かゆみ

放っておくと……

腎炎から慢性腎臓病や腎《じん》盂《う》炎《えん》になり、さらに進むと腎不全になって、人工透析が必要になることもある。

予防のワンポイントアドバイス

腎臓の仕事は、塩分の処理と水分の排出。むくみが出たら、塩分を控えて腎臓を休めよう。

放っておくとこわい症状⑤

飲んだ翌日に下痢

↓

膵臓の疲れ

油まみれのうんちは「膵《すい》臓」からのSOS

悪いものを食べたり、ストレスで下痢をすることはよくあります。しかし、お酒を飲んだ翌日、きまって下痢になるときは、膵臓の不調が疑われます。

下痢をしたとき、便器の水の表面に薄く油が浮いていませんか？　だったら、間違いなく膵臓です。

膵臓は胃の裏側にある臓器で、大きく2つの役割を担っています。ひとつは「油を分解する酵素を出す」こと。もうひとつはインスリンというホルモンを出して「体内の糖をコントロールする」働きです。

下痢の症状は、このうち油を分解する働きにかかわります。**膵臓の機能が低下して油を分解できないため、油ものが消化できずに下痢になる**のです。

こうした下痢は、２日くらいお酒を飲まず、油ものを控えれば、てきめんに治ります。

もともと膵臓はアルコールに弱く、アルコールが原因で炎症を起こすこともある臓器です。そこに油ものまでとれば、膵臓が酷使され、ダブルパンチで膵臓がやられてしまいます。

アルコールと油ものは、膵臓にとって最悪の組み合わせ。これはぜひ覚えておいてください。

お酒と一緒にポテトチップスやから揚げ、脂がしたたる焼き肉を食べたり、しめに脂こってりのラーメンを食べたり……そんな日々を過ごせば、次第に膵臓は悲鳴をあげてしまうでしょう。

膵臓の疲れから慢性膵炎に移行したり、アルコール性の急性膵炎にかかるリスクも高まります。慢性膵炎は糖尿病や膵臓がんの原因にもなりますし、急性膵炎もひどい場合は死に至るこわい病気です。

こうした大病にまで進行しないよう、とくに酒飲みの方は、できれば週1で酒抜きデーをつくり、油ものも控えましょう。

また、食事のペースも、**膵臓が処理しきれるように、ゆっくりと飲食する**ことを心がけたいところ。キンキンに冷やした生ビールをガブガブ飲んでいたら、膵臓は確実に悲鳴をあげます。

なお下痢をしたからといって、安易に下痢止めを飲んではいけません。

下痢をしたときの心得は、出すものは出す。出し切ってしまえば、下痢は自然に止まるようになっています。

スポーツドリンクなどで水分を補給しながら、腸の中のものを出し切るのが正しい下痢の対処法です。

膵臓の疲れのサイン

⚠ この症状が重なると注意

酒を飲んだ翌日に下痢／腹痛／背部痛

放っておくと……

糖尿病や膵臓がんの原因にもなる慢性膵炎や、急性膵炎を発症するリスクが高まる。

予防のワンポイントアドバイス

お酒と油ものを一緒にとる日が続かないように心がけよう。また、膵臓が処理しきれるよう、ゆっくりとしたペースで飲食することも心がけて。

放っておくとこわい症状⑥

歯ぐきが腫れている

↓

免疫力低下

歯ぐきの腫れを放置した先は、病気のオンパレード

疲れがたまると、歯ぐきが腫れることがあります。健康な歯ぐきはピンク色でシュッとしまっていますが、もし赤く腫れてきたなら体の不調のサイン。免疫力の低下が考えられます。

風邪やインフルエンザのほか、新型コロナウイルスや肺炎などの感染症にもかかりやすくなるので、早めの改善が必要です。

また、**免疫力の低下を放っておくと、歯槽膿漏になる可能性も高まります。**

歯周病が起きる原因は、口の中にいる歯周病菌です。赤ちゃんの口の中に歯周病菌はいませんが、親からうつされたり、食べ物を介したりして、ほとんどの人がいずれ歯周病菌保有者になります。

しかし、歯周病菌があるからといって、全員が歯槽膿漏になるわけではありません。それはちゃんと免疫力があるからです。

ふだんは細菌、ウイルスをやっつける免疫細胞が働いていて、歯周病菌の攻撃を防いでくれています。しかし免疫力が落ちると、歯周病菌が増えて歯槽膿漏になるのです。

歯周病菌がやっかいなのは、歯が抜けるだけではありません。歯周病菌が歯ぐきの傷から血管に入り、心臓や脳の血管の壁で炎症を起こして、狭心症や脳梗塞の原因になるともいわれています。ただの歯ぐきの腫れと放っておくと、命にかかわることになりかねないのです。

免疫力を回復させるには、**免疫細胞が集まる腸の調子を整える**のが一番です。腸には免疫細胞の半分が集まっているとされています。腸内環境がよくなれば、免疫細胞が活性化し、免疫力は復活します。

腸内環境を整える繊維質の食べ物やヨーグルト、発酵食品を積極的にとるようにしましょう。寝不足やお酒の飲みすぎ、ストレスも腸内環境を悪化させるので避けてください。

また、免疫細胞の中でも最強の「ＮＫ細胞」は笑うと活性化するといわれています。

これはウソ笑いでもいいらしく、口角をあげて笑ったふりをしていると、脳が勘違いをしてＮＫ細胞が活発化するようです。

ぜひ、ふだんの生活の中で〝笑う〟ことも意識しましょう。

免疫力低下のサイン

⚠この症状が重なると注意

歯ぐきが腫れる／風邪をひきやすい／風邪が長引く

放っておくと……

風邪やインフルエンザのほか、新型コロナウイルスや肺炎などの感染症にかかりやすくなる。また、歯槽膿漏のリスクも高まる。歯周病菌が全身に回ると、狭心症や脳梗塞を引き起こすことも。

予防のワンポイントアドバイス

免疫力アップは腸内環境から。繊維質の食べ物や、ヨーグルト、発酵食品を多くとり、不摂生や飲みすぎ、寝不足を避けよう。

コラム 1

実は侮れない栄養不足「マグネシウム」

マグネシウムがないと、人は生きていけない

ビタミンや鉄分に比べると、ふだん名前を聞く機会の少ない栄養素がマグネシウムです。「マグネシウムが大切」といわれてもピンと来ないでしょう。

しかし実は、**マグネシウムは生命の維持にとても重要な役割を担う栄養素**です。不足すると大病を招く恐れがあります。

マグネシウムは、体温や血圧、ホルモン分泌の調整、筋肉の収縮などを助

け、体内にある300もの酵素の働きを保つ役割を担っています。不足すると筋肉や心臓の機能に影響が及び、それが不整脈として症状にあらわれたり、筋肉のけいれん(まぶたがピクピクするなど)としてあらわれたりします。

さまざまな体内の調整にかかわるマグネシウムが不足し続けると、高血圧や心筋梗塞などの血管の病気、そして糖尿病などの生活習慣病にもなりやすくなるとされています。

実際、国立がん研究センターと国立循環器病研究センターが共同で行った研究によると、**マグネシウムを多く摂取している人は、心筋梗塞などを発症するリスクが3～4割低い**ということが明らかになっています。

また、マグネシウムの50～60%は骨に吸収されて貯蔵されています。体のマグネシウムが足りなくなると、体は骨からマグネシウムを取り出し、量を保ちます。このとき、骨にあるカルシウムも一緒に出ていってしまうため、骨がもろくなり、**骨粗しょう症になる恐れもあります。**

マグネシウムは体内でつくることができないので、食べ物できちんと補う必要があります。また、ストレスでも減少するといわれているので、現代社会ではなおさら意識して摂取したいところです。

マグネシウムが多く含まれるのは、わかめや昆布、あおさなどの海藻類や豆類、しらす干し、あさりといった魚介類です。

とくに、**にがりにもマグネシウムが含まれる豆腐は、理想的なマグネシウム補助食品**といわれています。

サプリメントでの摂取もよいですが、過剰にとりすぎると血中のマグネシウムが増えすぎる高マグネシウム血症を起こし、血圧低下をまねきます。にがりのとりすぎも下痢を起こすので注意してください。

なお、マグネシムをとるときは、カルシウムも一緒にとるように心がけましょう。

マグネシウムとカルシウムは「兄弟」といわれるほど、密接な関係にあります。この2つがバランスよく体内にあることで、私たちの体は正常に働くことができるのです。

また、カルシウム不足が続くと、骨は自らを溶かしてカルシウムを補おうとするので、こちらも骨粗しょう症や高血圧、動脈硬化などにつながります。カルシウムも食べ物から補うしかありません。カルシウムを多く含む食品は、乳製品や小魚、海藻、豆類、小松菜、ブロッコリーなどです。

カルシウム単体では吸収率がよくないので、吸収を助けるビタミンDを含む食品も一緒にとりましょう。

マグネシウム不足のサイン

⚠この症状が重なると注意

まぶたがピクピクする／不整脈／足がつる

放っておくと……

骨粗しょう症や心筋梗塞、糖尿病など、
重い病気にかかるリスクが高まる。

予防のワンポイントアドバイス

マグネシウムの多い食品やサプリをとる。ただし、とりすぎはNG。カルシウムも一緒にとると◎。

マグネシウムを多く含む食材

豆腐、豆類、海藻類（わかめ、昆布、あおさ、海苔など）、種実類（アーモンドなど）、魚介類、野菜など

第2章

早期発見が
カギを握る
がんのサイン

放っておくとこわい症状⑦

直径1cmくらいの細い便が続く

↓

大腸がん

大腸がんは便の「太さ」と「血」でわかる 男性の貧血は危険信号

ふつうの便は直径2〜3㎝、長さ10〜15㎝くらいです。塊状につながっている人もいれば、なめらかなソフトクリーム状の人もいます。便秘の人だと長さ5㎝くらいの塊がポコポコ出ます。

これが大腸がんになると（とくに大腸の出口付近に腫瘍がある場合）、大腸が狭められて、直径1㎝くらいの柔らかい便が出ます。

腸内環境の悪い人や過敏性腸症候群の人も細いにゅるにゅるした便が出ますが、**今までふつうだったのに、急に細い便が続くようになったら大腸がんの可能性が疑われます。**

また、便に血が混じって赤い場合も大腸がんの疑いありです。「パッと見て血だとわかるの？」と思われるかもしれませんが、**大腸がんによる便の血はびっくりするほど赤い鮮血**です。これが黒やチョコレート色なら、大腸より上のほう、十二指腸や胃に問題があります。

このとき、血の付き具合によってがんの位置も予想できます。便そのものが赤いときは大腸の上のほう、便に赤いものがまだらに混じっているときは大腸の真ん中あたり、便の表面に赤い粘液が付いているなら大腸の下のほうにがんがあると考えていいでしょう。

なお、やっかいなのは、痔があって大腸がんもある人です。鮮血が出ても、痔だと思って見逃す恐れがあります。

痔持ちの人で便に血が付くようなら、次の便の際に気をつけて観察してみましょう。便自体は赤くなく、水がピンクや赤く染まっている場合は、肛門からの出血のことが多く、水は赤くないのに便だけ赤い場合は大腸がんの可能性が高まります。

ほかにも大腸がんの兆候として、貧血症状があります。腸から出血が起きているためです。とくに**生理のない男性や、閉経後の女性に貧血症状が見られる場合、医者は大腸がんや胃がんを疑います**。

あわせて、腹痛や体重減少などの症状も出るので、これらが重なる場合は、すぐに医療機関で検査をしてください。

なお、大腸がんは40歳以上から増加し、年齢が上がるにつれて増えていきます。若いうちは便潜血検査でもよいでしょうが、50、60歳になったら、できれば内視鏡検査を3年に1度は受けたいところです。大腸がんは家系的要因もあるので、身内に大腸がん患者がいる人は、とくに内視鏡検査を受けたほうがいいでしょう。

予防には、やはり腸内環境を整えることが一番です。とくにハムなどの加工肉や赤身肉は、腸内環境を荒らし、大腸がんのリスクを高めるといわれています。

最近も、炭水化物をとらないかわりに、肉や油はいくらでも食べていいというロカボダイエットが流行っていますが、これは体重を減らす効果は抜群でも、大腸がんのリスクは増してしまいます。やはり健康を考えるなら、食事はバランスよくとるのが一番です。

また、タバコも大腸がんの要因となります。タバコの影響がなぜ大腸まで及ぶのか不思議に思うかもしれませんが、タバコを吸ったつばに混じる発がん物質は、食道、胃を通って、腸に達します。それぞれの場所で粘膜を傷つけ、がんのリスクを高めるのです。

やはりタバコは百害あって一利なし、と覚えておきましょう。

大腸がんのサイン

この症状が重なると注意

便が細くなる／便に血が混じる／下痢と便秘をくり返す／貧血／体重減少／腹痛

放っておくと……

大腸がんの罹患数、死亡数は年々上昇傾向。早期発見時の5年生存率はとても高いが、放っておくと取り返しのつかないことになる。

何科に行くべき？

消化器外科／胃腸科／肛門科

予防のワンポイントアドバイス

年配の方、大腸がん家系の人は、少なくとも3年に1度は内視鏡検査を受けよう。また、ふだんから腸内環境にも気を使うように。

放っておくとこわい症状⑧

真っ黒な軟便が出る

↓

胃がん

大便は体からの便《たよ》り

便の色は、多少なりとも食べたものに影響されます。いか墨リゾットを食べれば、墨汁のような便が出てくることもあるでしょう。

ただし、そんな黒い便が何度も出るときは注意してください。とくに**泥状の真っ黒な軟便**が出た場合は、すぐにお医者さんに行ったほうがいいでしょう。

病的な黒い便は「タール便」ともいわれ、その主な原因が胃がんです。胃の出血により便に血が混じり、便が黒くなるのです。

私のクリニックにも「真っ黒な便が出た」と駆け込んできた男性がいました。すぐに胃カメラ検査をしたところ、胃の奥が出血し、がんのような潰瘍を発見。すぐに手術できる病院を紹介した結果、やはり早期の胃がんでした。
ここで覚えておいてほしいのは「危険な便の色」についてです。

便が黒い→胃がん、胃潰瘍
便が赤い→大腸がん、大腸ポリープ
便が白い→胆管がん、膵頭部がん

このように便の色によって、どこが悪いかがわかります。便は健康状態を知る重要なバロメーターになるのです。おかしな色をしていないか、ちらっと見る癖をつけておきましょう。
なお、便が白くなる胆管がん、膵頭部がんは、非常に予後が悪いがんです。白くなる理由は胆汁にあります。人間の便は、もともとバリウムのような白色をしていますが、胆汁によって黄色くなります。この胆汁の通り道がふさがってしまうと、胆汁が腸に出ないため、便が黄色くならないのです。

胆石の可能性もありますが、その場合は激しい痛みをともないます。痛みがあまりなく、便だけ白くなっている場合はがんの疑いが濃厚です。胆汁の通り道である胆管のがんや、膵臓の頭部と胆管の合流部あたりにがんができる膵頭部がんが考えられます。


話を胃がんに戻しましょう。

胃がんの場合、便の色のほか、体内の出血によって貧血症状があらわれることも少なくありません。大腸がんと同様、男性や閉経後の女性に貧血がある場合は注意が必要です。

ただし小さながんの場合、少量の出血のために明確な自覚症状があらわれないこともあります。そういう場合でも、爪やまぶたの裏が白っぽくなったり、軽度のめまい、ふらつき、息切れがあらわれたりします。

また、食後のみぞおちの鈍痛も、胃がんの初期症状として多いとされています。進行すると、食事に関係なく痛みが出るようになります。

なお、胃がんは早めに対処すればそこまでこわいがんではありません。

一方で、日本人がかかりやすいがんの一つであり、がんによる死因でも、肺がん、大腸がんに次いで第3位になっています。しっかりと検診を受け、早期発見し、対処したいところです。

胃がんには、胃の内側の粘膜にできるタイプと、粘膜にあまり出てこないスキルスタイプがあります。後者のがんは発見が遅れるため、進行してから見つかることが多いのですが、**ふつうの胃がんであれば、検診で簡単に見つかります**。

検診には、バリウムを飲んで行うレントゲン検査と、内視鏡で胃の中を直接見る胃カメラ検査があります。どちらがいいかといえば、やはり**直接胃を**

見る胃カメラのほうが、見落としが少なくおすすめです。とくに40代以降の男性は、年1回は胃カメラを飲むようにしたほうがいいでしょう。

また、**胃がんの原因のほとんどは、胃の中にいるピロリ菌**であることがわかっています。ピロリ菌が長年にわたって胃の粘膜を刺激し続けた結果、胃炎や胃潰瘍を起こし、胃がんにまで進行してしまうのです。

ですから、何よりピロリ菌の除去が大切です。

自分がピロリ菌を持っているかどうかは、血液検査のほか、呼気検査でもわかります。簡単な検査なので、必ず一度は受けてください。もしピロリ菌がいた場合も、薬で簡単に除去できます。

ほかにも過度な飲酒や塩分、刺激物のとりすぎ、タバコ、ストレスが胃がんの原因としてあげられます。あまりに偏った食生活や習慣は、すぐに見直してください。

胃がんのサイン

この症状が重なると注意

真っ黒な軟便が出る／胸やけ／胃もたれ／食後のみぞおちの鈍痛／胃痛／首のリンパの腫れ／嘔吐／吐血（チョコレート色）／貧血

放っておくと……

胃がんは早期発見すれば治るがん。進行してから見つかると、転移して手遅れになる。

何科に行くべき？

内科／消化器内科／消化器外科／胃腸科

予防のワンポイントアドバイス

胃がんの原因のほとんどはピロリ菌。必ず1度はピロリ菌検査を受け、陽性の場合は薬で除去しよう。また、40代になったら、定期的に胃カメラ検査を受けよう。

放っておくとこわい症状⑨

せきと一緒に真っ赤な鮮血が出た

↓

肺がん

真っ赤な血は肺からの喀血《かっけつ》、チョコレート色の血は胃からの吐血

鼻血が出ていたり、口が切れていたりしないのに、口から血を吐くと驚いてしまうでしょう。

口から血を吐くことを一般的には吐血といいます。ただし医学的には、「吐血」と「喀血」の2種類に分けられます。吐血とは食道や胃、十二指腸からの出血、喀血とは気管や肺からの出血を指します。

せきをしたとき、真っ赤な鮮血が出るなら喀血です。肺がんや肺の傷が考えられます。

一方、**チョコレート色の血は消化器からの出血**で、胃や十二指腸の潰瘍・がんが疑われます。血液が胃酸によってサラミのように固まってしまうので、

コーヒーの残滓《ざんし》のような状態で出てくるのです。

患者さんが血を吐いたと訴えてきたとき、医者は必ず「何色でしたか？」と聞きます。「鮮やかな真っ赤でした」と答えたら、「じゃあ、呼吸器科へ行ってください」となりますし、「コーヒーみたいな色でした」と言えば、「じゃあ消化器科ですね」と診療科を決めるのです。吐いたものをスマホなどで撮影しておくといいでしょう。

なお、消化器からの出血は基本的にチョコレート色ですが、一部真っ赤な血液が出ることもあります。これは胃から上、食道からの出血です。食道には胃酸がないので血液はチョコレート色にならないからです。

ほかにも肺がんでは、せきが出たり、呼吸が苦しくなったり、血痰が出るなどの呼吸器系症状が重なります。

肺では気管が木の枝のようにはりめぐらされ、酸素を送ったり、一酸化炭素を取り込んだりしています。この気管の近くにがんができると、呼吸が苦しくなり、がんを取り除こうとして呼吸器の症状、すなわちせきや痰が出るわけです。

一方で、肺がんなのに呼吸器系の症状がほとんど出ないこともあります。がんが気管から離れた肺の外側の壁にできた場合です。

この場合、肺の壁がこすれると痛みが強くなります。**とくに深呼吸や肩甲骨を動かしたときに肺が痛むようなら、肺がんの可能性が疑われます。**

また、肺の外側には肋骨があり、その先には肩の三角筋があります。そこにがんが浸潤していくと、肩や二の腕に痛みや不快感があらわれることもあります。

なお、肺がんは早期発見で治りやすいがんですが、肺の面積に比べて、早期がんはごく小さく、なかなか症状にあらわれません。そのため、気づいたときにはがんが大きくなっていることが多いうえ、転移しやすい特徴もあります。これが、肺がんが難治性のがんといわれるゆえんです。

ですから、私としては「今もっともやってほしいがん検診」として真っ先に肺がん検診をあげます。胸部レントゲンさえ撮れば、小さな肺がんでも発見できるからです。**肺がんは「検診をやらないと損ながん」**と肝に銘じておきましょう。

ついでに申し上げておくと、バスにレントゲンの機械をのせ、地域や会社に撮りに来る検査はあまりおすすめできません。病院のレントゲンよりはるかに被曝量が多いうえ、画像の解析度が低いからです。

検診車がわざわざ来てくれるから便利だと思うでしょうが、もしバスで検診を行う場合は、「レントゲンだけは病院で撮るので」と断り、病院で検査するほうがいいでしょう。

肺がんのサイン

この症状が重なると注意

喀血／鉄さび色、赤い痰が出る／息苦しい／せきが止まらない／声がかれる／肩や二の腕の痛み

放っておくと……

初期は手術や化学療法で治るが、ステージが進むと転移しやすく、手遅れになる可能性が高い。

何科に行くべき？

内科／呼吸器内科／呼吸器外科

予防のワンポイントアドバイス

肺がんは検診で見つけやすいがん。1年に一度は、必ず肺のレントゲン検査を受けよう。

放っておくとこわい症状 ⑩

手のひらが黄色い

↓

肝臓がん

「黄色」は肝臓からのSOS

肝臓がんの原因は主に2つです。ひとつがウイルス性肝炎（B型、C型）。肝臓がんの原因の9割ほどを占めます。そして、もうひとつがアルコール性肝炎です。

血液感染などが原因のウイルス性肝炎については避けられないこともあるでしょう。一方で、アルコール性肝炎は日々の心掛けで予防できます。アルコール性肝炎から肝硬変、そして肝臓がんへと発展するその前に、肝臓の異変を察知して、早めに肝臓をいたわることが大切です。

その際に参考になるのが〝手のひら〟です。日常生活で手のひらを観察する機会は少ないかもしれません。しかし、**手のひらの「色」は肝臓の健康状**

態を知るうえでとても役立ちます。

手のひらがいつもより黄色っぽくなっているとき、それは肝臓の不調を知らせる「黄疸《おうだん》」の症状かもしれません。

肝臓は〝沈黙の臓器〟といわれ、不調があってもなかなか症状にあらわれません。しかし、症状が進むにつれて皮膚や白目が黄色くなる黄疸症状があらわれるのです。手のひらの場合、かぼちゃの煮物のような色になってきます。

黄色くなる理由は、血液中にある色素「ビリルビン」の増加にあります。

ビリルビンとは、役目を終えた赤血球が壊れ、血液中に放出された色素のこと。不要になったビリルビンは肝臓でリサイクルされ、消化酵素の胆汁につくり直されます。

しかし肝臓に異常があると、**いらなくなったビリルビンの引き受け手がいなくなり、血液中にビリルビンが増えて黄疸が出る**のです。

黄疸は尿の色にもあらわれます。**ファンタオレンジのようにはっきりした**

オレンジ色、または紅茶のような色の尿も黄疸の可能性大です。

なお、肝臓が正常でも、胆石症（↓150ページ）によって黄疸が出ることがあります。いずれの場合も危険信号であることに変わりはありません。

黄疸が出るまで悪化する前の、慢性の肝障害の段階で出るサインもあります。「手掌紅斑《しゅしょうこうはん》」という手のひらが赤くなる症状です。手のひら全体ではなく、親指や小指の付け根など、**手のひらの外側だけが赤くなる**のが特徴です。

肝機能が低下すると、エストロゲンの代謝異常が起き、血液中のエストロゲンが増加します。すると、血管の収縮に異常が起き、毛細血管が赤く浮き出て、血管が透けて見えるようになるのです。女性の場合、妊娠でエストロゲンが増加し、手掌紅斑が起きることもあります。

さらに症状が進むと、首やお腹の毛細血管がクモの巣のように赤く浮き出る**クモ状血管腫**が起こります。首に赤いあざのようなものがあらわれたり、おへそ周辺の血管が網目状に浮き上がってきたりしたら危険信号です。

お腹の毛細血管が浮き出た状態を、医学用語では「メドゥーサの頭」といい、肝硬変や肝臓がんの兆候ととらえています。メドゥーサはギリシャ神話に出てくる、髪の毛が蛇になっている化け物です。毛細血管が浮き出て、メドゥーサの頭のように見えるのです。

肝臓は悪くなるにしたがって、蓄積している脂肪があふれる脂肪肝、肝臓の細胞が硬くなる肝硬変、そして肝臓がんと進みます。がんの炎症から液体が分泌され、腹水がたまるようになると余命は長くありません。

できる限り肝臓の声に耳を傾け、日々肝臓をいたわるようにしましょう。

肝臓がんのサイン

⚠この症状が重なると注意

黄疸（手のひらが黄色、白目が黄色、尿がオレンジ色または茶色）／毛細血管が浮き出る（手のひらや首、お腹など）／お酒に弱くなる／疲れやすい／息がアンモニア臭い

放っておくと……

肝炎から肝硬変、肝臓がんへと進行し、手遅れになる。

何科に行くべき？

内科／消化器内科／消化器外科／肝臓内科

予防のワンポイントアドバイス

肝臓を酷使しないよう、アルコールや暴飲暴食は控える。黄疸の症状がみられる場合は、一刻も早く病院へ。

放っておくとこわい症状⑪

口の中に白い斑点、膜がある

↓

口腔がん

口腔がんの前兆「白板症」とは？

口の中に炎症が起き、赤く腫れて破れ、痛みをともなう。これはよくある口内炎ですが、正確には「アフタ性口内炎」といわれ、潰瘍の一種です。アフタ性口内炎は疲れやストレス、栄養不足でできやすいとされ、1〜2週間で自然に治るものがほとんどです。

一方で、口や舌の粘膜に白い斑点や膜ができ、こすっても取れないものがあります。

これは口内炎ではなく、**口腔がんの前兆ともいわれる「白板症」**です。がん化のリスクはこちらのほうが断然高いといわれています。

白板症は口内炎に似ていますが、潰瘍にはなっておらず、最初はそれほど痛みもありません。ただ、なかなか治らないのが特徴で、その分修復がくり返されて、がん化しやすいのです。

白板症は、口内のダメージを受けやすい場所に起こります。歯並びや歯の詰め物が原因でその部分がいつもこすれていたり、頬の内側の同じ部分を噛むくせがあったりすると、発症してしまうのです。

歯の詰め物が少しギザギザしていて、舌にひっかかるなど、いつも同じ場所に口内炎ができる人は、ぜひ歯医者さんに行って歯の調整をしてください。

口腔がんはかなり進行してから見つかるケースも多く見受けられます。口の中の異変は、意外と気づきにくいからです。とくに痛みのない白板症の場合は、なおさら気づきにくいといえるでしょう。

早期発見のためにおすすめしたいのは、定期的に自分の口の中をスマートフォンの「動画」で自撮りすること。

窓辺などで口の中を明るいほうに向け、1分くらい動画を撮影します。もし気になる部分があれば、病院に持っていきましょう。「先生、ここが気になるのですが、大丈夫でしょうか」と動画を見せれば、すぐに検査してくれます。

また、口腔がんになると、しみたり、痛みがあったりします。その部分を避けようとするため、舌の動きが悪くなって、しゃべりづらかったり、出血して口の中で血の味がしたりすることもあります。

口の中がなんだかおかしいな……と思うことが続いたら、たかが口内炎と侮らず、必ず医師に診てもらうようにしましょう。

口腔がんのサイン

⚠ この症状が重なると注意

口の中に白い斑点、膜がある／口内炎がなかなか治らない／同じ場所に口内炎ができる／食べ物や飲み物で口内がしみる／口内に痛みがある／舌の動きが悪い／しゃべりにくい

放っておくと……

白板症の段階でケアしないと、気づかないうちにがん化してしまう。

何科に行くべき？

歯科／口腔外科／耳鼻咽喉科

予防のワンポイントアドバイス

同じ場所に口内炎ができる場合は、歯並びや歯の詰め物を調整しよう。定期的にスマホの動画で口の中を撮影したり、家族に口の中を確認してもらうと◎。

放っておくとこわい症状 ⑫

酸っぱいものにだけむせる

↓

咽頭・食道がん

予後が悪い咽頭・食道がん 健診時の胃カメラには「ひと言」添えよう

なぜか、酸っぱいものにだけ異様にむせる……そのような場合は、食道がんか咽頭がんの疑いがあります。

とくに、食べ物と空気を交通整理している食道のかなり上部や、喉頭や咽頭近くに腫瘍があると、むせやすくなります。

初期には刺激性の強い酸っぱいものにだけ敏感に反応してむせるのですが、がんが進行すると、どんなものにでもむせるようになってしまいます。

また、咽頭がんも食道がんも、腫瘍が大きくなると食べ物がつかえる感じが出てきます。液体ならすっと通るのに固形物だとひっかかる感じです。

さらに、声がかすれる場合も要注意。ちょうど風邪をひいたときのように声がおかしくなります。風邪なら1、2週間で元に戻りますが、なかなか治らないときは、声帯あたりにがんがあるのかもしれません。

なぜ、食道やのどにがんができるかというと、熱いものや濃いアルコールによってダメージを受けるからです。熱い茶粥《ちゃがゆ》を食べる習慣のあった奈良県では、食道がんが多いというデータもあるくらいです。濃いアルコールもウイルスが死滅するくらいですから、のどや食道の粘膜の細胞がやられてしまうのも当然です。

また、タバコも大きな要因となります。発がん性物質のタールを含むタバコの煙が、吸うときと吐くとき、2度ものどや食道を通ります。ヘビースモーカーになればなるほど、のどや食道がつねに発がん性物質にさらされていることになるのです。

食道がんも咽頭がんも初期にはわかりにくく、発見が遅れると予後が悪いやっかいながんです。早期発見がきわめて大事だと覚えておきましょう。

予防としては、定期健診で胃カメラ検査を入れておくことです。咽頭・食道がんは**60〜70歳の発症が多く（とくに男性）、喫煙・飲酒が大きな危険因子である**とされます。年齢や習慣に当てはまる人は必ず受診するようにしましょう。

検査の際には**「のどと食道が気になるのでしっかり見てほしい」**とひと言添えるのもポイントです。

胃カメラは胃の中を見るのがメインですが、そう言われれば、食道もしっかり見ざるを得ません。そのひと言が命を救うこともあるのです。

咽頭・食道がんのサイン

⚠この症状が重なると注意

酸っぱいものにだけむせる／のどがつまる感じがする／固形物が飲み込みにくい／声がかすれる

放っておくと……

食道がんや咽頭がんは手術で声帯や食道を取ることもあり、その後の生活に大きな支障をきたす。また、予後が悪いことでも知られている。

何科に行くべき？

内科／消化器内科／消化器外科／耳鼻咽喉科

予防のワンポイントアドバイス

とくに60歳を過ぎた人は、定期健診で胃カメラ検査を受けよう。その際は、「のど・食道も見てほしい」と伝えるとよい。のど・食道にダメージを与える習慣も極力控えよう。

放っておくとこわい症状⑬

頻尿だが少量しか出ない

↓

膀胱がん

「頻尿」&「少量」は膀胱にトラブルの可能性大

1日にどれくらいトイレに行くかは、人によって違います。ふつうは昼間なら6~8回くらいでしょうか。私が知る限りでは、健康な人で1日2回という人もいました。

一方で、頻繁にトイレに行きたくなり、しかも少ししか出ない人もいます。この**「頻尿だけど、あまり尿が出ない」は膀胱のトラブルのサイン**です。

原因として多いのは膀胱炎です。尿路からあがってきた細菌に膀胱が感染して起こる膀胱炎には、頻尿のほか、排尿時痛や血尿などの症状があります。細菌性の炎症なので、抗生剤がよく効きます。

ただし、同じような症状で膀胱がんの可能性も考えられます。膀胱に腫瘍ができてスペースがせまくなり、尿がためられなくなってしまったケースです。あるいは膀胱の壁にそってがんが広がり、膀胱が硬くなって伸びなくなり、尿がためられなくなっていることもあります。

頻尿が気になる方は、自分の尿が1回あたりどれくらい出ているかを調べてみるといいでしょう。

紙コップで測るやり方以外にも、尿が出ている秒数をカウントする方法もあります。

尿は、10秒でだいたい100～200ccくらい出ます。成人の一度の排尿量はおよそ200～400ccなので、**一度に10秒以上の尿が出る場合は問題ない可能性が高い**でしょう。それが2、3秒で止まり、それを昼間に何度も繰り返すようなら、膀胱がんを疑います。

膀胱がんになる原因は、膀胱が体中の老廃物を集めて尿として排出することに関係しています。

つまり膀胱は、いってみればゴミ集積場です。その中に発がん性物質が含まれていたら、たまっている間に悪影響を受けてしまいます。

たとえば、インクや染め物などの染料は発がん性の高い化学物質です。染料工場で働いている人が、知らない間に染料を体内に取り込んでしまうと、体は必死で尿の中に捨てようとします。その過程で膀胱にたまった発がん性物質ががんを引き起こすというわけです。

膀胱がんの症状は、頻尿のほか、血尿や排尿時痛など、膀胱炎と非常によく似ています。ただし、膀胱炎の尿は、たいてい白っぽく濁ります。炎症で白血球が増え、膿が出るので白く濁って見えるのです。においをかいでみると、卵の白身のような生臭いにおいがして、「変だな」と気がつくでしょう。

膀胱がんの中には進行の早いものもあります。症状が出たら、念のため診察を受けたほうがいいでしょう。

そのさい、**上手に診察を受けるコツは尿をためた状態で検査に行くこと。**超音波やCT検査の際、膀胱がぺっちゃんこだと異常がわかりにくいからです。

もし先に「採尿してください」と言われたら、「超音波やCT検査があると思って、おしっこを我慢してきたのですが」と伝えれば、効率のよい順番で検査してもらえるでしょう。

膀胱がんのサイン

この症状が重なると注意

頻尿だが少量しか出ない／血尿／排尿時痛／背部痛

放っておくと……

膀胱がんの中には進行が早いものもある。また、膀胱がんは肺や肝臓、腎臓に転移しやすく、発見が遅れると命にかかわる。

何科に行くべき？

内科／泌尿器科

予防のワンポイントアドバイス

膀胱のトラブルはわかりやすいので、上記の兆候が出たらすぐに病院へ。なお、膀胱がんは再発しやすいので、過去に膀胱がんになったことのある人は引き続き注意しよう。

放っておくとこわい症状⑭

夜間3回以上トイレに起きる

↓

前立腺がん

「頻尿」かつ「チョロチョロ」は前立腺に異常あり

男性特有の病気に、前立腺のトラブルがあります。

前立腺とは尿のコントロールを担う、バルブのような働きをするところです。このバルブに異常が出ると、排尿のコントロールがうまくできず、尿のキレが悪くなります。

出だしはなかなかスタートせず、やっと出てもチョロチョロと尿線が細く、最後もトロトロといつまでも出続けるのです。

ただし、男性は50歳を過ぎれば、誰でも少なからず尿のキレが悪くなります。これは加齢にともない、男性ホルモンの影響で前立腺が硬く、肥大してくるからです（＝前立腺肥大症）。前立腺が肥大して尿道がせまくなるため、尿がスムーズに出づらくなります。

また、尿のコントロールに加え、頻尿の症状も出てきます。肥大した前立腺が膀胱を圧迫し、膀胱のスペースをせばめるからです。

ひどい場合は、昼間だけで1日20回、夜間も3回以上トイレに行くようになってしまいます。

なお、前立腺と膀胱による頻尿の違いは尿の〝勢い〟にあります。「頻尿&少量」が膀胱の症状でしたが、**「頻尿&チョロチョロ時間がかかる」が前立腺の症状**です。

前立腺に異常がある場合は、勢いがなくなります。一方で膀胱に異常がある場合、尿自体は比較的スムーズに出るが少量というわけです（ただし、前立腺肥大症の可能性がある高齢男性が膀胱がんになった場合はこの限りではありません）。

前立腺肥大症は良性疾患ですから、そこまで心配する必要はありません。ただし、この前立腺肥大症の裏に、前立腺がんが隠れていることもあります。前立腺がんの初期症状は、前立腺肥大症と非常によく似ていて、頻尿が続くと思ったら、実は前立腺がんだったということもあるくらいです。

前立腺がんは**ステージ3までの5年生存率が100%**と、とくに早期発見・対処が重要ながんです。

検査には、**腫瘍マーカーのPSA検査が、精度が高くおすすめです**。人間ドックの血液検査にオプションとして付けられ、費用も2000〜3000円と安価です。60歳を過ぎたら、必ず追加したほうがいいでしょう。

とくに、前立腺がんは遺伝的要因が指摘されているので、身内に前立腺がん患者がいれば、50代からPSA検査を受けることをおすすめします。

前立腺がんのサイン

この症状が重なると注意

頻尿（昼に20回、夜中に3回以上トイレに行く）／尿が出づらい／尿に勢いがない／排尿に時間がかかる／尿もれ／残尿感／血尿

放っておくと……

ほとんどの場合、早期発見すれば治るがん。前立腺肥大症だと思って放置してしまうと、発見が遅れて転移してしまう。

何科に行くべき？

内科／泌尿器科

予防のワンポイントアドバイス

男性は60歳を超えたら、人間ドックでPSA検査を追加しよう。もし身内に前立腺がん患者がいる場合は、50代から検査を。

放っておくとこわい症状⑮

乳頭がかゆい

↓

乳がん

乳がんは、早期発見で100%治せる

乳頭は、下着による刺激や、不潔にしていることで、かゆみやただれが起きることがあります。

しかし、これといった原因がないのに、乳頭がかゆくなったり、血がまじった乳汁のようなものが出たり、下着に血がついていれば、乳がん、正確にいうと乳管がんの可能性があります。

ひとくちに乳がんといっても、がんができる場所によって呼び方が違います。乳房内に枝のようにはりめぐらされている乳管（女性の場合はここを母乳が通ります）にがんができるのが「**乳管がん**」、乳管からリンゴのようにぶらさがっている小葉という場所にできるのが「**小葉がん**」（乳腺がんということもある）で、乳がんの9割以上は乳管がんです。

どちらの場合も、がん細胞が乳管、小葉の中にとどまっているうちに手術をすれば、ほぼ100％治すことができます。

しかし、**がんが進行し、外に浸潤していくと、とたんに状況は悪くなります**。そのため、いかに早期で発見するかが、乳がんでも大切です。


ただし、乳がんには初期症状がほとんどありません。

唯一、早期で判断できるサインのひとつがしこりです。乳がんのしこりの特徴に、**でこぼこしていて硬く、動かない**ことがあげられます。とくに小葉がんの場合、手でさわるだけ

乳管と小葉

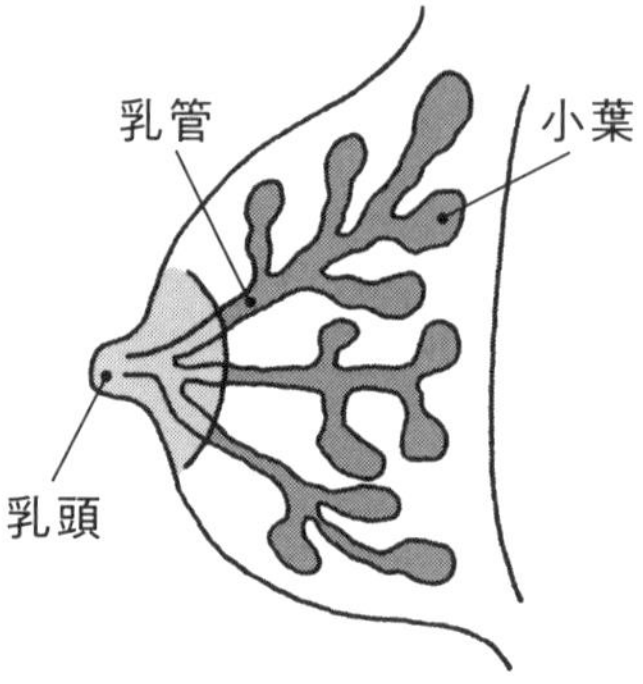

でコリコリした動かないしこりがあるのでわかりやすいです。**乳がんの発生部位は乳房の上部が約7割を占めます**。とくに脇側の上部に発生しやすいので、定期的に触診してみてください。

触診は、あおむけに寝てやるとわかりやすいといわれています。乳房の外側の場合、反対の手の人差し指から薬指を使って、指の腹でなでるように触り、しこりの有無を確認します。また、腕を上げ下げすると、しこりによって胸の皮膚がひきつれてくぼむこともあります。鏡の前で確認しましょう。

一方で、乳管がんの一部では、乳管に沿って枝のようにがん細胞が増殖することでしこりが出ないこともあります。そのため、マンモグラフィーやエコーで発見されないこともあるのです。

その場合、乳管は乳頭とつながっているので、乳頭から血が出たり、乳頭がただれてかゆくなったりという症状が出ます。触診の際には、乳頭をつまんで異常な分泌物が出ないかもチェックしてください。

なお、**乳がんは遺伝要因がかなり大きい**といわれています。ハリウッド女優のアンジェリーナ・ジョリーが、乳がん家系を理由に、予防的に両乳房を切除してしまったのは有名です。

また、乳がんは女性ホルモンに反応してできるがんなので、生理の生涯回数が多い人がなりやすい傾向にあります。初潮年齢が早い方や出産経験のない方はとくに注意が必要です。さらに、ピルや更年期のホルモン補充の処方を受けている方も、ホルモン剤の影響で乳がんリスクが高まるといわれています。該当する方は、気を配るようにしましょう。

ちなみに、あまり知られていませんが、男性にも乳がんはあります。女性に比べると発症率は格段に低いのですが、発見が遅れることが多く、予後が悪いケースが目立ちます。

しこりや血の混じった乳汁が出るといった症状が出た場合は、男性だからと見過ごさず、診察に行きましょう。診察は、乳腺科、乳腺外科となります。

乳がんのサイン

⚠ この症状が重なると注意

乳頭がかゆい／乳頭・乳輪がただれる、湿疹が出る／血の混じった乳汁が出る／下着に血がつく／乳房のしこり

放っておくと……

早期発見すれば手術でほぼ100％治せるが、発見が遅れると手遅れになる可能性がある。

何科に行くべき？

婦人科／乳腺科／乳腺外科

予防のワンポイントアドバイス

乳がん家系の人、ピルなどのホルモン剤を服用している人はとくに注意して検診を受けよう。また、検診で問題なしでも、上記症状が出た場合はすぐに病院へ。

放っておくとこわい症状 ⑯

なぜかウエストだけ太ってきた

↓

卵巣のう腫

「卵巣のう腫」は9割が良性。でも放っておくとまずい

以前、20代の若い女性が便秘の悩みで来院されました。話を聞いてみると、この半年ほどで急にウエストが太ってきて、一生懸命ダイエットしているとのこと。たしかにウエストを見ると、「あれ?」と思うくらいふくれています。

気になって、念のため超音波(エコー)を撮ったところ驚くべき結果がわかりました。なんと**正常なら親指ほどの大きさしかない卵巣が、小玉スイカほどにふくれていた**のです。

これは卵巣内にプニプニとしたやわらかい腫瘍ができる、「卵巣のう腫」という病気です。比較的若い女性に多い病気ですが、閉経後の女性にも起き

ます。

ウエストのふくらみのほか、便秘や頻尿、下腹部痛などの症状が特徴です。のう腫がどんどん大きくなると、腸の動きをさまたげて便秘になったり、膀胱を圧迫して頻尿などの症状が出てきたりします。来院された女性も、卵巣のう腫が便秘を引き起こしていたわけです。

卵巣にのう腫ができる理由はさまざまですが、その**9割は良性**です。ただし卵巣のう腫の一部は、閉経後にがん化する恐れも指摘されています。充実性腫瘍という悪性のもの（卵巣がん）もあるので、早めに診断しておく必要があるでしょう。

また良性であっても、のう腫の重みで卵巣がクルンとねじれる**卵巣捻転が起きることもある**ので注意が必要です。

そうなると血管が閉じられて栄養がいかなくなり、卵巣が化膿して、激痛が襲います。そこから腹膜炎を起こすと命にかかわることもあります。

また、のう腫が大きくなるまで放っておくと、腸や膀胱など他の臓器に癒着し、手術でのう腫をはがす際に、それらを傷つける恐れも出てきます。

良性であってもできるだけ早期に発見し、対処すれば、後悔するようなことにはならないでしょう。

卵巣のう腫のサイン

この症状が重なると注意

ウエストが急に太ってきた／便秘／頻尿／下腹部の痛み／腰痛／生理痛がひどい／経血が多い

放っておくと……

卵巣のう腫の一部にはがん化のリスクがある。また、卵巣がねじれて卵巣捻転を起こし、腹膜炎で死に至る可能性もある。

何科に行くべき？

婦人科

予防のワンポイントアドバイス

卵巣は初期症状に乏しいので、気になる症状があれば念のため婦人科へ。できれば婦人科検診の際に、卵巣の状態をチェックできる経腟超音波（エコー）検査を受けよう。

放っておくとこわい症状 ⑰

生理以外の不正出血が続く

↓

子宮がん

子宮がんは、必ず検診でチェックを

子宮がんには「子宮頸がん」と「子宮体がん」の2種類があります。

膣の一番奥の突き当たりには子宮の入り口がありますが、その下部分を子宮頸部、上の広い部分を子宮体部といいます。

同じ子宮にできるがんですが、**子宮頸がんは若い女性に、子宮体がんは中年以降の女性に多いがん**です。

子宮頸部と子宮体部

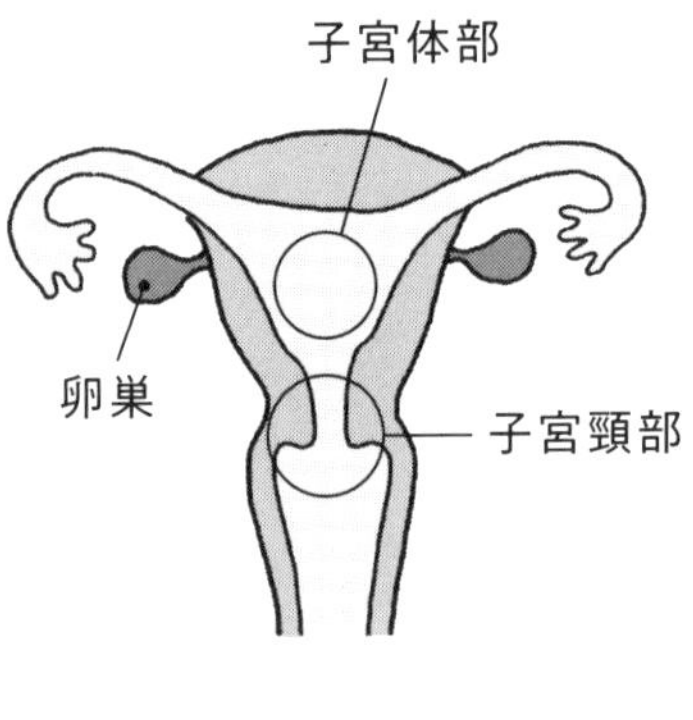

まずは、子宮頸がんについて解説していきましょう。

子宮頸部の先端は膣に向かって飛び出しています。その先端、別名ポルチオはセックスのときにペニスが届く場所で、タンポンがつきあたる最終地点です。自分で触診すると、ちょうど鼻の頭をさわったようにコリコリする部分があると思います。

性交のとき、奥のほうに痛みがある場合、この子宮頸部の入り口がただれているか、傷がある可能性があります。

その原因として考えられるのが子宮頸がんです。子宮頸がんができると、そこが潰瘍状になるため、**性交時に出血があったり、生理以外に出血したりし、下腹部の痛みも出ます**。

子宮頸がんは、主に20～40代の女性がかかることが多く、若いからがんにかからないだろうと油断はできません。

たいていの健康診断では、希望すれば乳がんとともに検査を受けられます。

検診自体も簡単で、綿棒で子宮頸部の先端をこするだけです。痛みもほとんどありません。

早期発見すれば、がんの部分だけを切除すればいいので、セックスも出産もできます。20〜40代女性であれば、検診の項目に乳がんと一緒に子宮頸がんのチェックを必ず加えるようにしましょう。

一方、子宮体がんのほうは、**女性ホルモンの影響で発生するがん**です。閉経やホルモン療法を受けているなど、体内の女性ホルモンの変化によってがんが生まれるといわれています。

子宮頸がんとは違い、子宮体がんは40〜60代の方に発症しやすく、中年以降に注意が必要です。症状は子宮頸がんとよく似ています。

ちなみに、**一般の検診で「子宮がん検診」というと、子宮体がんは含みません**。ふつう、子宮体がんの検査はオプションでの追加となります。

子宮体がんが見つかると、たいていは子宮全体を摘出することになります。手遅れになると予後が悪いので、早期発見が重要です。何か変調があれば、すぐ婦人科を受診しましょう。

なお、子宮頸がん、子宮体がんともに、生理以外の不正出血で気づくケースが多くあります。汚れがわかりにくい黒い下着ばかり選んでいるとがんのシグナルに気づかない可能性もあるので、注意してください。

子宮がんのサイン

この症状が重なると注意

生理以外の不正出血が続く／閉経しているのに出血がある／性交時に子宮が痛い、出血がある／下腹部の痛み／膿のようなおりものが出る

放っておくと……

早期発見ならダメージは少ないが、発見が遅れると予後が悪くなる。

何科に行くべき？

婦人科

予防のワンポイントアドバイス

20～40代では子宮頸がん検診を、40代以降は子宮体がん検診を必ず受けよう。また、ふだんから不正出血には気を配って。

コラム 2

実は侮れない栄養不足「ビタミンC」

ビタミンC不足は、寿命を縮める

ビタミンC不足のシグナルのひとつに、貧血症状があります。

貧血といえば鉄不足が一番に考えられます。しかし、その鉄分の吸収を支えるビタミンCの不足でも貧血が起こるのです。**ビタミンCをとると、鉄分の吸収が数倍になる**ともいわれています。

貧血以外にも、ビタミンC不足はさまざまな不具合を起こします。

ビタミンCには、細胞と細胞をつなぐコラーゲンをつくる働きがあります。不足すると、しわが目立つようになったり、傷が治りにくかったりするでしょう。

またビタミンCには、体内で活性酸素を消去して老化を防ぐ、**高い抗酸化作用**があります。東京都健康長寿医療センター研究所の報告でも、ビタミンC不足の状態でマウスを飼育したところ、急激に老化が進み、健康なマウスの4分の1の寿命しか生きられなかったといいます。

つまり、**ビタミンC不足が続けば、見た目も体内の老化も早まり、寿命が縮まる可能性がある**のです。

また、ビタミンCには免疫力を高める効果もあるので、不足すると風邪をひきやすくなったり、肺炎やインフルエンザなどにもかかりやすくなります。その点でも、長生きを妨げる可能性があるでしょう。

一方で、人間は体内でビタミンCをつくることができません。

さらにビタミンCは水溶性なので、たくさん摂取しても尿になって体外に出てしまいます。**とりだめはできない**のです。

そのため、毎日必要量（成人なら1日100ミリグラム）をとらないと、不足してしまいます。

とくにスポーツをやる人や喫煙者、ストレスの強い人は、通常以上に酸素を必要とするため、体内で活性酸素が増えてしまいます。意識してビタミンCをとるようにしましょう。

なお、ビタミンCは、加熱などによって失われてしまうことが多い栄養素です。新鮮な野菜に多く含まれていますが、毎日野菜がとれない人はサプリメントで補ってもいいでしょう。

ビタミンCは、とりすぎても体外に出るので、必要量を超えても問題はありません。

ビタミンC不足のサイン

⚠この症状が重なると注意

貧血／顔色が悪い／しわが目立つ／傷が治りにくい／風邪をひきやすい

放っておくと……

見た目や体内の老化が進み、寿命が縮まる恐れがある。また、免疫力が低下し、肺炎やインフルエンザ、がんなどにかかるリスクも高まる。

予防のワンポイントアドバイス

ビタミンCを含む食べ物やサプリメントを意識的にとろう。

ビタミンCを多く含む食材

ピーマン、パプリカ、ブロッコリー、豆苗、ゴーヤ、ケール、かぼちゃ、じゃがいも、イチゴ、キウイ、オレンジなど

第3章

放っておくと
命を脅かす
大病のシグナル

放っておくとこわい症状 ⑱

緑がかった痰が出る

↓

肺炎

緑色や鉄さび色、まっ赤な痰はかなりヤバい
肺炎球菌ワクチンは忘れずに打とう

痰は健康な人でも必ず出ます。赤ちゃんでさえ痰があります。痰の色は透明で、ほとんどの場合、知らないうちに飲み込んでしまうので、痰の存在を意識しないのがふつうです。

痰の正体は、口や鼻から入ったほこりや花粉などのゴミです。それらを気管にある繊毛細胞が集めてのどのほうに運びます。

のどに運ばれた痰は、反射的にゴクンと飲み込まれるので、そのまま食道から胃へと運ばれます。健康な人は毎日10~20回ほど、痰を飲み込んでいるといわれます。

また、細菌が侵入してのどに炎症が起きても痰がたまります。この場合の

痰は白血球の死骸がほとんどです。

白血球は侵入した細菌を食べて、細菌を道連れに自滅します。その塊がいわゆる膿です。気道にたまった膿が痰として、外に排出されるわけです。

興味深いのは、炎症が起きた場所によって病名と痰の色が変わることです。のどぼとけより上の部分で炎症が起きていたら上気道炎、いわゆる風邪です。この場合、症状は比較的軽く、痰の色は透明に近い色です。

それがもう少し奥まで侵入されて、のどぼとけの下で炎症が起きるのが気管支炎。ややこじらせた風邪で痰の色はちょっと黄色くなります。

さらに炎症が奥まで侵入し、肺に至ると肺炎です。肺炎の痰は緑色で、さらに悪化すると血液が混じった鉄さび色になります。

「透明→黄色→緑色→鉄さび色」という具合に、痰の色で病気の重症度がわかる、と覚えておきましょう。

痰の色と病状

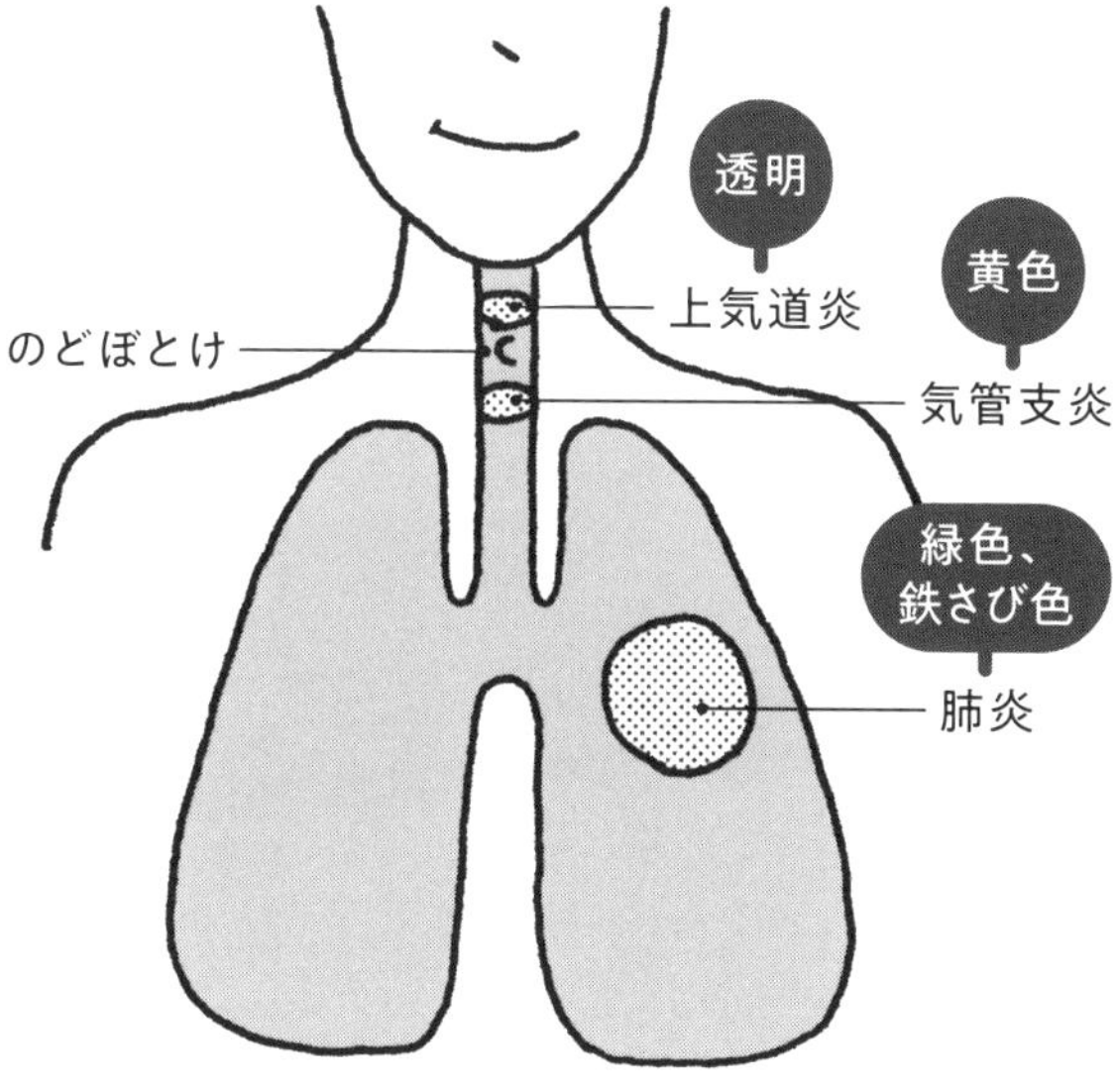

なお、痰に血液が混じることもありますが、きれいな透明の痰に赤い血の筋が混じっている場合は、せきのしすぎなどでのどに傷がついただけの可能性が高く、あまりこわくありません。

こわいのは、**鮮やかな赤い痰が塊で出てきたとき**。これは、肺がん（↓67ページ）の疑いが濃厚です。

肺炎を防ぐには、ウイルスに感染しないことです。手洗い、うがい、マスクを徹底しましょう。マスクは他人のくしゃみやせきの飛沫を防ぐだけでなく、冷たく乾いた外気がいきなり気道や肺に入って、ダメージを与えることも防いでくれます。

また、肺炎を起こす細菌でもっとも多いのは「肺炎球菌」という細菌です。これはワクチンで予防できます。65歳からの定期接種は必ず受けるようにしましょう。

肺炎のサイン

この症状が重なると注意

呼吸が苦しい／高熱が出る／緑色または鉄さび色の痰が出る／乾いたせきや濁ったせきが続く

放っておくと……

日本人の死因でも上位にあがる肺炎。重症化すると死に至る可能性がある。

何科に行くべき?

内科／呼吸器内科

予防のワンポイントアドバイス

65歳からは、肺炎球菌ワクチンの定期接種を必ず受けよう。免疫力を高めることも心がけて。

放っておくとこわい症状 ⑲

軽い運動で左胸痛

↓

狭心症

休めば治る胸の痛みはヤバい兆候

心臓は全身に血を送りながら、自身にも血液を送っています。24時間働き続けるために多くの酸素と栄養が必要な心臓には、自分専用の血管が3本もあります。その血管が動脈硬化を起こすと、狭心症の恐れが出てきます。

狭心症とは、動脈硬化によって心臓の血管がせまくなり、血液や酸素がうまく心臓の筋肉に送られなくな

心臓の冠動脈

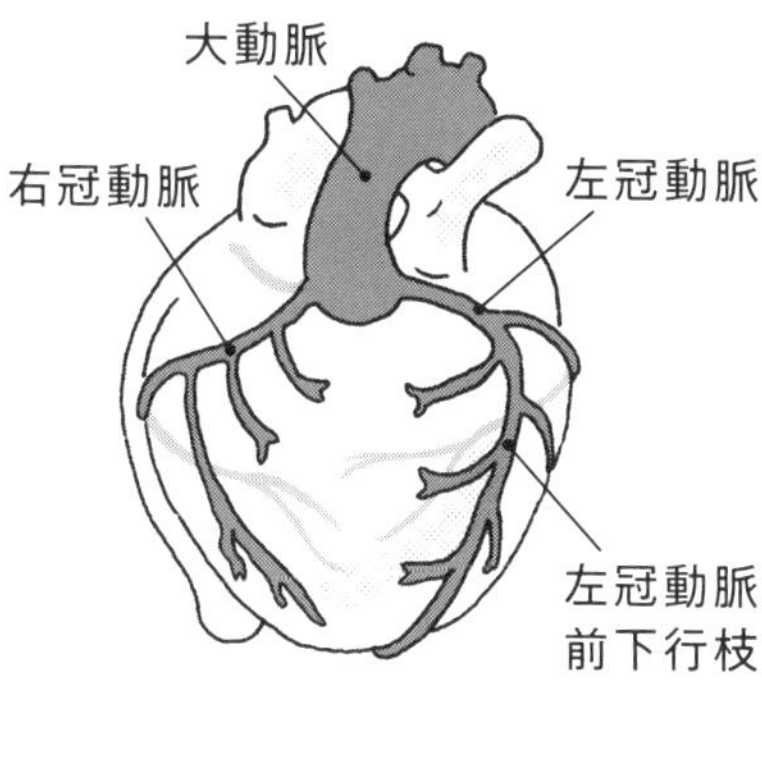

った状態です。動脈硬化は加齢によって起こりますから、年をとれば誰もがそのリスクを抱えることになります。

狭心症になると、心臓の動きが穏やかなときは大丈夫でも、激しい運動をすると、せまくなった血管では酸素を十分に送りきれなくなります。

そのため、安静時は何ともないのに、急に駅の階段を駆け上がったりすると、心臓のある左側にウッと締めつけるような痛みが襲います。最悪の場合、**狭心症が引き金となって心筋梗塞**（**→230ページ**）**が起こり、死に至ることさえある**のです。年配の方がセックスで腹上死する原因の多くも、狭心症からの心筋梗塞だといわれています。

ともかく狭心症は、ある程度動くと痛くなり、それがくり返される病気です。とくに、**「休めば痛みが治まる」というのはよくないサイン**です。

病院で診察を受けるときは「ジョギングを5分くらいすると、いつも痛くなります」というように、具体的な運動量を話すと、狭心症のレベルがわかって、治療が早く進みます。

狭心症の診断については、これまでは心臓の冠動脈に細長い管を通して造影剤を流し込み、X線撮影をする「心臓カテーテル検査」が一般的でした。しかし、最近ではCTが進化し、造影剤を注射して、心臓の血管を超高速撮影するとほぼ状態がわかるようになりました。

心配な人は、一度CT検査に対応している循環器内科に行き、どれくらい心臓の血管がせまくなっているかを撮ってもらうといいでしょう。

狭心症はくり返す病気ですが、**初回の発作が命取りになるケースもあります**。少し動くと左胸が痛くなるようなら、できるだけ早めに病院を受診してください。

なお狭心症と心不全（↓183ページ）の違いは、**狭心症では胸の痛みが起きて、心不全では息切れがあらわれる**点です。またピンポイントで「胸のここが痛い」と指を指せる場合は、心臓病ではなく肋間神経痛のことが多いといわれます。

ただどんな場合でも、胸の痛みがある場合は、念のため病院に行くことをおすすめします。

狭心症のサイン

この症状が重なると注意

軽い運動で左胸痛（休むと痛みが治まる）／動悸／不整脈

放っておくと……

狭心症の発作で心筋梗塞を起こし、死に至ることもある。

何科に行くべき？

内科／循環器内科

予防のワンポイントアドバイス

狭心症の主な原因は動脈硬化。加齢とともにタバコやお酒を控え、適度な運動を心がけよう。

放っておくとこわい症状⑳

異様にのどが渇く日が続く

↓

糖尿病

人工透析、失明、心筋梗塞……糖尿病は合併症のオンパレード

「最近、なんだか無性にのどが渇くんです……」

そんな訴えがあったら、医者はまず糖尿病を疑います。

糖尿病とは糖のコントロールがうまくいかなくなる病気です。そのため、血中に糖分が増えてしまいます。

砂糖を置いておくと水分を含んでしけってくるように、糖には水分を吸いよせる性質があり、血液中の糖も体内の水分を引き寄せます。

結果、水分をとられてしまった体は脱水気味になり、のどが異常に渇くのです。また、行き場のなくなった糖を排泄しようとし、必要以上に尿が出てしまうことも、体内の水分量が減る原因となります。

ほかにも糖尿病の初期症状として、体重減少があげられます。糖分がみな尿になって出てしまうため、食べても食べても栄養が足りない状態となり、痩せてくるのです。

血糖を悪者のようにいう人もいますが、人間の体は糖と酸素で動いていることを忘れてはいけません。

糖尿病を放置すると、さまざまな不具合が出てきます。

失明（糖尿病網膜症）、**人工透析**（糖尿病腎症）、**脳・心筋梗塞**などです。血糖値が高い状態だと血管が傷ついてボロボロになるため、このようなこわい症状が起こるのです。

さらには、糖によって血中で菌が育ちやすくなるため、怪我から足が化膿し、壊疽《えそ》になって、切断に至るケースもあります。

こうした最悪の状態を避けるためには、やはり早期発見・ケアが大切です。

初期の糖尿病なら、食事と運動、体重に気をつけていればきちんと治ります。

私の患者さんでも、インスリンの注射を打たなければならないほどだった男性が、1年間、食事の改善はもちろん、毎日2~3時間のウォーキングを続けたところ、注射も薬も必要なくなったことがありました。生活習慣の改善と努力で、いかに病状が改善するかがわかるでしょう。

なお、ご家族や親戚に糖尿病患者がいる人は、とくに注意してください。**糖尿病は家系によってなりやすさが違ってきます。**必ず毎年健診を受け、血糖値に気を配るようにしましょう。

糖尿病のサイン

この症状が重なると注意

異様にのどが渇く／頻尿・多尿になる／体重減少

放っておくと……

失明、人工透析、脳梗塞・心筋梗塞などを招く恐れがある。

何科に行くべき？

内科／糖尿病代謝内科

予防のワンポイントアドバイス

糖質の多い食事や運動不足を改善するよう心がけて。家族、親戚に糖尿病患者がいる場合はとくに注意しよう。

放っておくとこわい症状 ㉑

口が開けづらい

↓

破傷風

急激に死に至るこわい病 昭和43年以前に生まれた方は、とくにご注意を

みなさんは、破傷風という病気を聞いたことがあるでしょうか？

あまり聞きなれない病名かもしれませんが、重症化すると死に至るこわい病気です。

その原因は破傷風菌という細菌。この菌に感染すると、菌が発する神経毒によってさまざまな神経がやられ、筋肉のこわばり、呼吸困難、けいれんなどが起こります。

とくに**感染初期には、口が開けづらい、あごが疲れるといった症状があらわれます**。だんだんとそれがひどくなり、次第に顔の筋肉もこわばって引きつったような顔になってくるのが特徴です。

破傷風は、感染後数日〜20日ほどで症状が出始め、放っておくと突然の心停止を起こすなど、一気に重篤化し、命にかかわります。

そのため、一刻も早い治療が求められます。一般的な病気の場合、まず検査をしてから治療を始めますが、破傷風の疑いが強いときは即治療に移ることもあるくらいです。

しかも、この菌は私たちのごく身近に潜んでいます。**土の中であれば高い確率（50％ほど）で存在する**ことがわかっているのです。

土を触っただけでも、傷口などから菌が入り込んで感染する恐れがあり、ガーデニングをしただけで感染してしまうこともあるようです。

ただし、基本的には免疫がやっつけてくれるため、そうそう発症には至りません。

感染してしまうのは、何らかの理由で免疫が落ちているからです。実際、破傷風は60歳以上の免疫が落ちた世代に発症者が多い傾向にあります。

また最近では、キャンプなどのアウトドアが流行していますが、このときも注意したほうがいいでしょう。

ふだんと違った環境で過ごすキャンプの場合、ストレスや睡眠不足などで免疫が低下し、感染リスクが高まる恐れがあります。

もしケガをしたり、傷口があったりする場合は、しっかりと消毒し、水洗いするようにしてください。破傷風菌は酸素に弱いとされています。万が一、帰宅後に症状が見られる場合は、すぐに病院へ行きましょう。

なお、**破傷風はワクチンに高い効果が認められています**。そのため、1968年（昭和43年）以降には、乳幼児期と小学6年生のときにこのワクチンを定期接種するようになりました。

つまり、それ以前に生まれた方の場合、ご自身で接種した方を除くと、抗体を持っていないことになります。

郵便はがき

料金受取人払郵便

渋谷局承認

6375

差出有効期間
2021年12月
31日まで
※切手を貼らずに
お出しください

150-8790

130

〈受取人〉
東京都渋谷区
神宮前 6-12-17
株式会社ダイヤモンド社
「愛読者係」行

フリガナ		生年月日	男・女
お名前		T S H 年齢 歳 / 年 月 日生	
ご勤務先 学校名		所属・役職 学部・学年	
ご住所（自宅・勤務先）	〒 ●電話 （ ） ●FAX （ ） ●eメール・アドレス （ ）		

◆本書をご購入いただきまして、誠にありがとうございます。

本ハガキで取得させていただきますお客様の個人情報は、以下のガイドラインに基づいて、厳重に取り扱います。

1, お客様より収集させていただいた個人情報は、より良い出版物、製品、サービスをつくるために編集の参考にさせていただきます。
2, お客様より収集させていただいた個人情報は、厳重に管理いたします。
3, お客様より収集させていただいた個人情報は、お客様の承諾を得た範囲を超えて使用いたしません。
4, お客様より収集させていただいた個人情報は、お客様の許可なく当社、当社関連会社以外の第三者に開示することはありません。
5, お客様から収集させていただいた情報を統計化した情報（購読者の平均年齢など）を第三者に開示することがあります。
6, お客様から収集させていただいた個人情報は、当社の新商品・サービス等のご案内に利用させていただきます。
7, メールによる情報、雑誌・書籍・サービスのご案内などは、お客様のご要請があればすみやかに中止いたします。

◆ダイヤモンド社より、弊社および関連会社・広告主からのご案内を送付することがあります。不要の場合は右の□に×をしてください。　不要 □

①本書をお買い上げいただいた理由は？
（新聞や雑誌で知って・タイトルにひかれて・著者や内容に興味がある　など）

②本書についての感想、ご意見などをお聞かせください
（よかったところ、悪かったところ・タイトル・著者・カバーデザイン・価格　など）

③本書のなかで一番よかったところ、心に残ったひと言など

④最近読んで、よかった本・雑誌・記事・HPなどを教えてください

⑤「こんな本があったら絶対に買う」というものがありましたら（解決したい悩みや、解消したい問題など）

⑥あなたのご意見・ご感想を、広告などの書籍のPRに使用してもよろしいですか？

1　実名で可　　2　匿名で可　　3　不可

※ご協力ありがとうございました。

【放っておくとこわい症状大全】109991●3350

その年代に当てはまる方は、早めに予防接種を受けにいったほうがいいでしょう。近くのクリニックで「破傷風ワクチンを打ちたい」と伝えれば、すぐに手配してくれるはずです。

また、ワクチンを受けた世代の方でも安心はできません。子どもの頃に受けたワクチンの効果は20代には薄れてしまうといわれています。

近年は30代以上の方に破傷風患者が増えているようです。ワクチン接種世代の方も、30代になったら一度病院で相談することをおすすめします。

破傷風のサイン

この症状が重なると注意

口が開きづらい（開口障害）／あごが疲れる／首筋の張り／顔面のこわばり／けいれん／呼吸困難

放っておくと……

一気に症状が重篤化し、短い期間で死に至る。

何科に行くべき？

内科／感染症内科／神経内科／皮膚科

予防のワンポイントアドバイス

昭和43年以前に生まれた方は、早めに破傷風ワクチンを受けよう。ワクチン接種世代の人でも、30歳を過ぎたら一度病院で相談を。

放っておくとこわい症状㉒

のどの奥に白いカス

↓

扁桃炎

扁桃炎を侮ると、死に至ることも

口を思い切りあけると、奥のほうの真ん中に通称「のどちんこ」と呼ばれる口蓋垂《こうがいすい》が垂れさがっているのが見えます。その両脇に桃の種のような形でくっついているのが扁桃腺です。

この扁桃腺が腫れるのが扁桃炎で、**悪化すると、のどの奥に白く汚いカスがたくさん付いてきます**。白いカスは化膿した膿です。

扁桃腺の場所

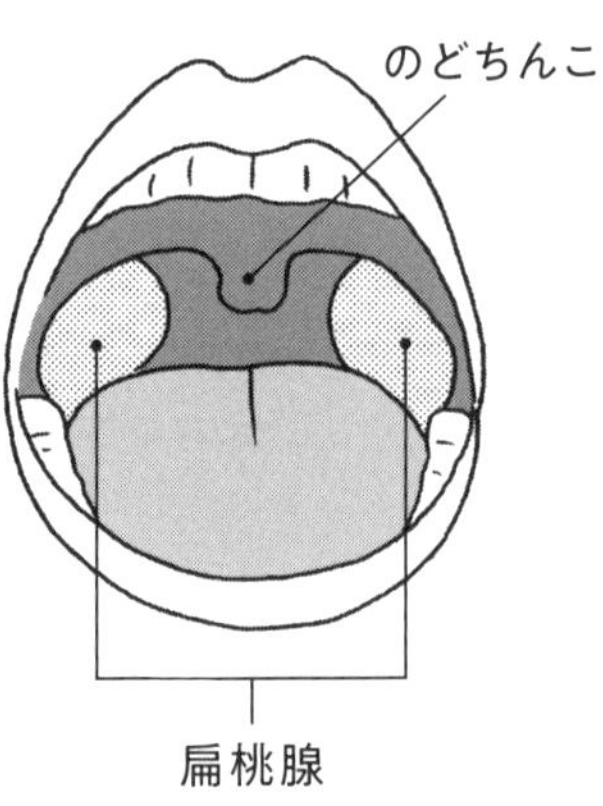

扁桃炎は比較的よくある病気なので、風邪のやっかいなもの、くらいのイメージですが、放っておくと死に至ることもある侮れない病気です。

のどはものを飲み込むだけでなく、空気も通っています。扁桃炎が悪化してくると、両脇から扁桃腺が腫れてくっついてきて、空気が通るすきまがなくなってしまうのです。

最初はつばを飲むと痛いとか、ご飯がのどを通りにくいといった状態ですが、いずれ水を飲むのも難しくなり、最後は扁桃腺が真ん中でくっついてしまい、呼吸するたびに、ヒューヒューと音がするようになります。そして、**ついには息ができなくなり、救急車で病院に運ばれる**のです。

病院では緊急でのどに穴をあけ、肺に直接管を入れます。気管切開による人工呼吸です。そうやって呼吸を助けている間に、扁桃腺を治療します。軽く見ていると死に至ることもある、本当にこわい病気です。風邪だと思って自己治療していると、とんでもないことになりかねないので注意しましょう。

ちなみに、腫れると高熱が出るため、昔は耳鼻科で扁桃腺を切除する手術が行われていました。扁桃腺は何の役割も果たしていないと思われていたからです。

しかし今は、一部のケースを除き、基本的にはやっていません。というのも扁桃腺はリンパの塊のような組織で、体の免疫システムとして最前線で働いていることがわかったからです。

口から入った細菌やウイルスは、まず扁桃腺の免疫システムがキャッチします。そこで壮絶な戦いがくり広げられるため、扁桃腺は赤く腫れ、高熱が出るのです。

扁桃炎を予防するには、よく食べ、よく寝て、免疫力を高めることです。また、細菌やウイルスを口から入れないよう、手洗い・うがいの習慣も心がけましょう。

扁桃炎のサイン

この症状が重なると注意

つばを飲み込むとのどが痛い／のどの奥が赤く腫れている／のどの奥に白いカスが付いている／高熱が出る／息をするとヒューヒュー音がする

放っておくと……

扁桃腺の壁が腫れてせまくなり、呼吸困難に陥ることがある。

何科に行くべき?

内科／耳鼻咽喉科

予防のワンポイントアドバイス

手洗い、うがいを心がけ、免疫力を高めるために栄養、睡眠をしっかりとる。もし症状が長引くようなら、単なる風邪とは思わずに早めの受診を。

放っておくとこわい症状㉓

油ものを食べたときだけ右わき腹が痛む

↓

胆石症

第3章

放っておくと命を脅かす大病のシグナル

「油ものを食べたら痛む」は胆のうからのSOS

おなかの痛みはわりに大ざっぱで、痛みの原因はなかなか判断できません。そんなときに参考になるのが、医療従事者も問診の参考にしている次ページの図です。

おなかを9ブロックに分け、「ここが痛ければ原因はこれだろう」とわかります。

とくに気をつけてほしいのは、**右わき腹の肋骨の下、指でえぐり込めるあたりの痛み**です。食後、とくに油ものを食べたあとに痛む場合は、胆石を疑ってください。

腹部の痛みを見極める9ブロック

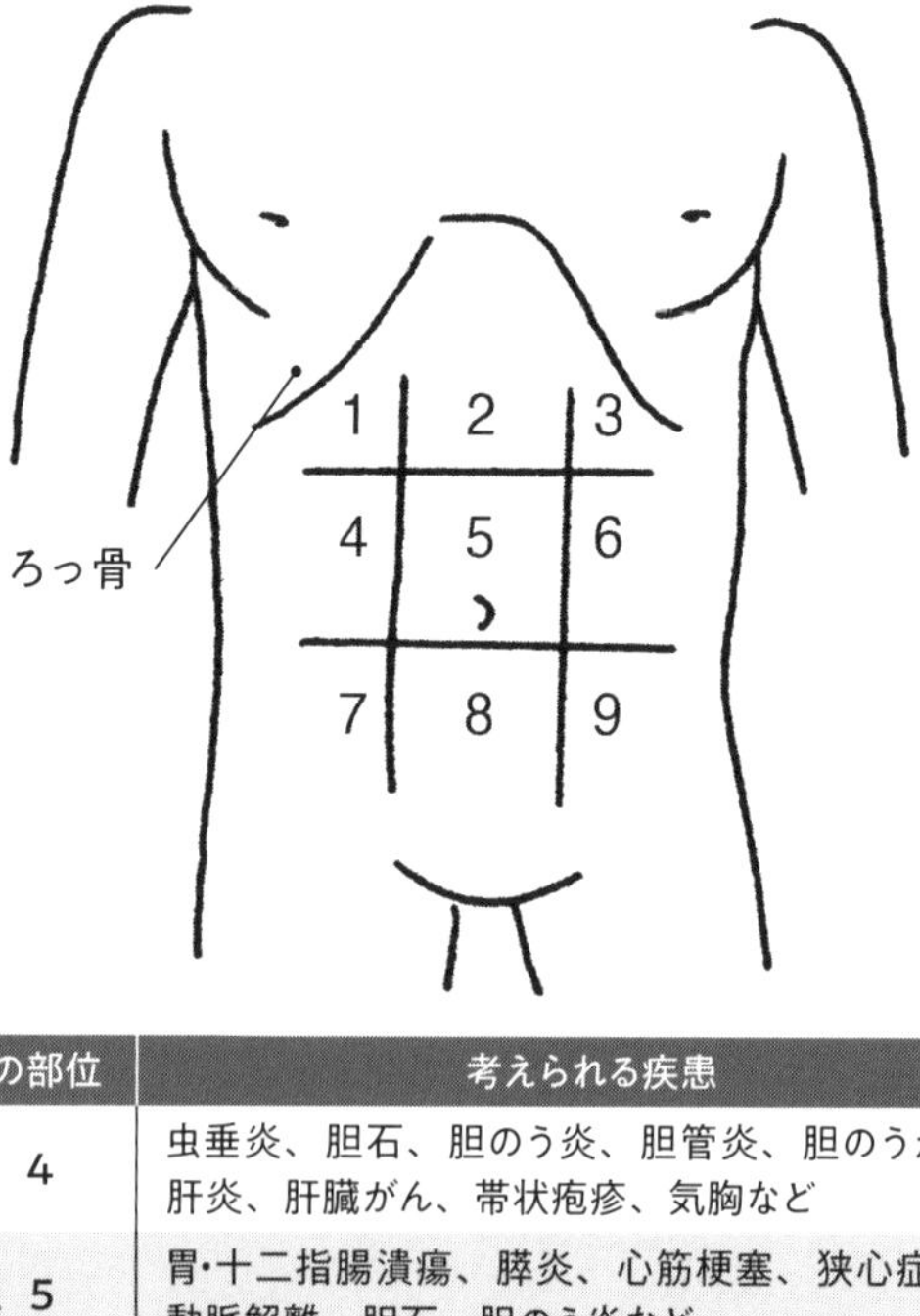

痛みの部位	考えられる疾患
1、4	虫垂炎、胆石、胆のう炎、胆管炎、胆のうがん、肝炎、肝臓がん、帯状疱疹、気胸など
2、5	胃・十二指腸潰瘍、膵炎、心筋梗塞、狭心症、大動脈解離、胆石、胆のう炎など
3、6	膵炎、胃炎、帯状疱疹、気胸など
4、7	虫垂炎、尿路結石など
6、9	腸閉塞、潰瘍性大腸炎、便秘、大腸がん、尿路結石、卵巣のう腫など
7、8、9	腸閉塞、潰瘍性大腸炎、便秘、大腸がん、尿路結石、卵巣のう腫、膀胱炎、膀胱がんなど

胆石とは胆のうにできる石です。なぜ胆のうに石ができるのか、それには消化のしくみが関係します。

私たちの体は、肝臓が出す胆汁という液体を使って脂質を乳化し、小腸で吸収しています。

胆汁は、いざというときのために、**5～10倍の濃さに濃縮され、胆のうで一時保管されています**。脂肪分の多い油ものを食べたときには、この倉庫から一気に胆汁が放出され、分解を手助けしてくれるのです。

この胆汁が、ねっとりと固まってきて、周りにカルシウムが付いてカチカチになったものが胆石です。

胆石は、以前は胆のうがんの原因といわれましたが、今ではあまり関係ないことがわかり、とくに悪さをしないなら、そのまま放っておいてもよいとされています。

しかし胆石が、胆のうから胆汁が出ていく管に入ってしまうと痛みが出てきます。**油ものを食べて、胆のうが胆汁を出そうとギュッと収縮するたびに、石が管を傷つけて痛みが出る**のです。

完全に出口が詰まってくると、胆のうや胆管がパンクして破裂し、腹膜炎によって命を落とすこともあります。

パンクしてからでは手遅れになることもあるので、油ものを食べたあとにだけ右わき腹あたりが痛くなるようなら、胆石を疑い、すぐに病院に行きましょう。

ちなみに、胆石になりやすい人の特徴として「**4つのF**」があります。**Forty（40代）、Female（女性）、Family（家系）、Fat（肥満）**です。この条件に当てはまる方は、健診の際に、オプションで胆のうの超音波（エコー）検査を加えるといいでしょう。

胆石症のサイン

この症状が重なると注意

油ものを食べたときだけ右わき腹が痛む／発熱／黄疸

放っておくと……

胆のうや胆管が破裂して、腹膜炎を起こし、命にかかわることもある。

何科に行くべき？

内科／消化器内科

予防のワンポイントアドバイス

40代、女性、胆石持ちの身内がいる人、肥満の人は要注意。健診で胆のうの超音波（エコー）検査をオプションで追加しよう。

放っておくとこわい症状㉔

急に視野が欠けた

↓

脳腫瘍

早期発見すれば、脳腫瘍はこわくない

視野に影響が出る病気として一般的に疑われるのは、目の病気の「緑内障」です。

緑内障は40歳以上の方に多く、視野の周辺が徐々に欠けていくため、気づきにくい病気だといわれています。進行すると視力が落ち、最終的には失明します。ただし、今の医療であれば、点眼薬で進行を止められます。年1回の健康診断で眼圧検査を受けておけば、早期発見することができるでしょう。

一方で、眼圧検査でも異常がなく、**突然視野の一部が何かで覆われたように欠けたときは、脳の病気を疑ってください**。テレビ画面を視野だとすると、その半分を紙で覆ったような見え方をします。

原因としては脳腫瘍が考えられます。腫瘍が視神経を圧迫し、視野に障害が起きるのです。

ただし、脳腫瘍の症状として必ず視野の異常が出るわけではありません。腫瘍ができる場所によっては症状が異なります。たとえば、耳の神経を圧迫すれば耳が聞こえにくくなりますし、運動をつかさどる神経であれば手足の麻痺が出ることもあります。

こうした異常が出た際には、症状が出ないレベルまで脳腫瘍の大きさを削る手術をします。

腫瘍と聞くと、おそろしい気がしますが、**脳腫瘍はほぼ良性です**。脳に悪性の腫瘍、すなわちがんができるのはごくまれで、グリオーマという脳のがんを除けば、脳にがんができることはありません。

脳腫瘍を放置しても、脳出血や脳梗塞などにつながることはまずありません。症状がなければ経過観察のまま一生を終える方もいるくらいです。

ただし、脳腫瘍も早期発見がカギを握ります。放っておくと脳を圧迫し、さまざまな症状を引き起こしますし、大きさによっては手術リスクが上がって対処できなくなる可能性があるからです。

脳腫瘍は何年もかけて大きくなるので、50歳や60歳など、節目の年にMRIの脳ドックを受けておくことをおすすめします。

脳腫瘍のサイン

この症状が重なると注意

頭痛／めまい／（腫瘍ができる場所によって）視野が欠ける／耳が聞こえにくい／手足が麻痺する／味がわかりにくい／触覚が鈍い／においがわからない

放っておくと……

腫瘍が大きくなり、さまざまな症状を引き起こす。また、大きさによっては手術リスクが上がり、対処できなくなることもある。

何科に行くべき？

脳神経外科

予防のワンポイントアドバイス

10年に1度などのスパンで、節目の年に脳ドックを受けよう。

放っておくとこわい症状㉕

むくみが数日続く

↓

急性腎不全

痛み止めの安易な常用は腎臓をダメにする

第1章でも伝えた通り、体が異常にむくむ場合は、腎臓の疲れなどトラブルを抱えている可能性があります。

腎臓は血液をろ過して老廃物を取り出し、尿にして排泄する働きをしています。腎臓の働きが衰えると、老廃物がうまく捨てられず、全身がむくんだり、倦怠感があらわれたり、皮膚がカサカサしたりするのです。

突然このような症状に見舞われ、それが何日も続く場合は、急性腎不全の疑いがあります。

慢性腎不全は5年、10年かけて腎臓がダメになっていく病気ですが、**急性腎不全は、突然、腎臓の機能に障害が出てしまう**ものです。

たとえば、免疫の異常による腎臓の衰えや、尿路結石、前立腺肥大などで尿が流れる管が詰まって腎臓に障害が出ている場合などです。

また、**薬が原因で起きる薬剤性の急性腎不全**もあります。薬剤は化学物質ですから、肝臓で処理し、腎臓で尿になって出ていきます。つまり腎臓は薬剤の通り道であり、それだけ受ける影響も大きいのです。

薬剤性の急性腎不全で有名なのは、かつて市販されていた痛み止めのセデスGです。セデスGには、痛みによく効くフェナセチンという成分が入っていました。ロキソニンやボルタレンより数倍よく効いたのですが、これによって腎臓が悪くなり、人工透析になってしまう人が続出したのです。

現在、日本ではフェナセチンを含む痛み止めは販売禁止になっています。今、「セデス・ハイ」という名前で売られている鎮痛剤にはフェナセチンは入っていません。

この例に限らず、一般的に**解熱鎮痛剤は腎臓に負担をかけやすい**ので、注意が必要です。最近では、ロキソニンが薬局でも気軽に手に入るようになりました。これらを常用していると、ある日突然、腎臓が悲鳴を上げる可能性もあります。

とくに腎臓は、**ある程度まで機能が落ちてしまうとリカバリー不可能**な臓器。あとは腎移植か人工透析しかありません。

突然、顔や足がむくみ、倦怠感や皮膚のトラブルがあらわれたら、急性腎不全を疑い、すぐに病院に行ってください。

むくみの症状がよくわからないという人は、足のすねや足の甲を指で押してみましょう。むくみが出ていれば、くぼんでなかなか元に戻らないので、すぐにわかります。

なお、腎臓の病気は「尿」にあらわれることもあります。腎臓が弱ってくると、**尿の泡立ちが目立つようになる**のです。

腎臓は血液をろ過し、老廃物を尿にして排泄します。その機能が弱ってくると、たんぱくがろ過を通り抜け、たんぱくの多い状態の尿（たんぱく尿）になります。すると、泡立ちが目立つようになるのです。

また、糖尿病の場合も尿が泡立ちます。これは、尿の中に糖がたくさんあることで、尿がねばっこくなって泡立ちやすくなるからです。

ただし、おしっこの勢いや便器との角度によっても泡立ちは起こります。泡が立ったからといって必ずしも異常ではありません。10秒くらいでプチプチと消えていく泡ならとくに問題はありません。

ただし、15秒たってもまだ最初と変わらないくらい泡が残っていたら、何らかの異常があるかもしれません。**泡が消えにくいかどうかがポイント**です。

そのときは、ドラッグストアで売っている**尿検査テープ**を使ってみましょう。尿中のたんぱくや糖の量がわかります。異常の判定が出たら、すぐに病院で診察を受けてください。

急性腎不全のサイン

⚠この症状が重なると注意

足や顔のむくみが数日続く／倦怠感／皮膚の乾燥・かゆみ／湿疹が出る／尿の量が少ない／背部痛／腰痛

放っておくと……

腎臓の機能が落ち、リカバリーできなくなって、人工透析や腎移植を行うことになる。

何科に行くべき？

内科／腎臓内科

予防のワンポイントアドバイス

解熱鎮痛剤を気軽に常用しないこと。もし顔や足のむくみが急に起きて、数日治らない場合は、すぐに病院へ。

放っておくとこわい症状㉖

急に暑がりになった

↓

バセドウ病

女性に多い、痩せて目が大きくなる病気

近年、バセドウ病という病名をよく耳にします。スポーツ選手や歌手、女優など、多くの有名人が患者であることを公表し、その名が広く知られるようになりました。古くは、元総理大臣の田中角栄さんもバセドウ病だったといわれています。

甲状腺機能低下症（↓214ページ）と同じく、バセドウ病は甲状腺の病気です。

甲状腺はのどの両脇にあるチョウチョの形をした組織で、ここでは「元気ホルモン」ともいわれる甲状腺ホルモンがつくられています。

甲状腺ホルモンにより、体は新陳代謝を調整したり、心拍数を上げたり、

交感神経に働きかけて体温を上昇させたりしています。この**甲状腺ホルモンが過剰につくられてしまうのがバセドウ病**です。

必要以上に元気ホルモンが生まれるため、体がつねにアクセルを踏んでいるような状態となり、脈拍は速く、体温が上昇し、ドキドキして、汗が出やすくなります。そのため、「急に暑がりになる」という症状が出るわけです。

ほかにも、つねにエンジン全開でムダにエネルギーを消費するので体重が落ちて痩せますし、疲れやすく、精神的にも不安定になります。日常生活に大きな支障が出てくるのです。

また、バセドウ病が原因の不整脈から、心不全や脳卒中を起こす人もいるので注意が必要です。

甲状腺の場所

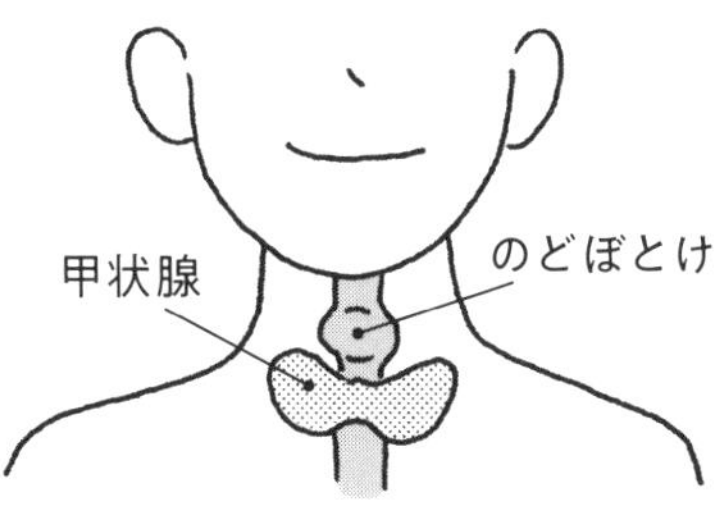

とくに女性は、意識したい病気のひとつ。バセドウ病は、**女性のほうが圧倒的にかかりやすい**からです。

また、遺伝的要素も関係してくるといわれています。身内にバセドウ病患者がいる女性であれば、定期的に血液検査にて甲状腺ホルモンの値を調べたほうがいいでしょう。数値を見れば、バセドウ病かどうかはすぐにわかります。

バセドウ病も、早期発見すれば薬で治せる病気です。なるべく早くに対処し、後悔しないようにしましょう。

バセドウ病のサイン

この症状が重なると注意

暑がりになった／脈拍が速くなることがある／汗をかきやすい／手足が震える／食欲はあるのに痩せる／疲れやすい／目が飛び出してくる

放っておくと……

疲れやすくなったり、精神的にイライラしたりし、日常生活に支障が出る。バセドウ病が原因の不整脈から心不全、脳卒中になるリスクもある。

何科に行くべき？

内科／内分泌内科／代謝内科

予防のワンポイントアドバイス

家系に患者がいる方（とくに女性）は、定期健診・人間ドックで甲状腺ホルモンの検査を追加しよう。

コラム
3

実は侮れない栄養不足「鉄分」

食後のコーヒーが鉄不足を招く!?

爪が白いのは貧血のサインです。爪の白さだとわかりづらいときは、まぶたをひっくり返してみてください。もしまぶたの裏も白っぽくなっているようなら貧血の可能性大です。

また、貧血が長く続くと、爪の形も変わってきます。「スプーンネイル」といって、爪がスプーンのように逆向きに反ってしまいます。

健康な爪はゆるい山形にカーブを描いていますが、「スプーンネイル」は逆向きにカーブを描いていて、爪で砂糖がすくえそうなほどです。だから〝スプーン〟なのです。

さらに重度の貧血になると、**なぜか「氷」を食べたくなる**ことがわかっています。理由はわかっていませんが、実際、多くの貧血患者に同様の症状が見受けられます。

もし、冬でも氷を食べたい衝動にかられるようなら、貧血を疑ってみてください。

貧血の大きな原因は鉄不足です。血液中にある赤血球にはヘモグロビンという物質があり、酸素と結合することで、体中に酸素を運ぶ役割を果たしています。このヘモグロビンをつくるのに必要なのが鉄分。鉄分が不足するとヘモグロビンが少なくなるので、血の成分が足りなくなって貧血になってしまいます。血をなめると鉄の味がするのは、鉄分を含むヘモグロビンの味なのです。

鉄不足が続き、貧血が続くと、めまいやふらつき、息切れ、疲れやすさなどが目立ってきます。

とくに女性は、生理によって慢性的な鉄不足に陥りがちです。意識的に鉄分をとるようにしましょう。赤身の魚や肉、レバー、ほうれん草、小松菜などの食品に鉄分が多く含まれています。また、鉄分の吸収を助けるビタミンCも一緒にとりたいところです。

反対に、タンニンは鉄分の吸収を阻害します。そのため、タンニンを含む**コーヒー、紅茶、緑茶を食事中・食後に飲むと、鉄分の吸収を妨げる可能性がある**ので要注意です。とくに毎日の習慣になっている方は、見直したほうがいいでしょう。

なお、鉄分を意識的にとっても症状が改善しない場合は、別の大病が隠れている恐れがあります。一度、病院で検査したほうがいいでしょう。大腸がんや胃がんにより体内で出血が起きている可能性もあります。たかが貧血と侮っていると、痛い目を見ることもあるので、注意してください。

鉄不足のサイン

この症状が重なると注意

爪が白い／まぶたの裏が白い／めまい／ふらつき／息切れ／疲れやすい

放っておくと……

貧血症状が重くなり、日常生活に支障をきたす。また、別の大病が隠れていることに気づかない可能性も。

予防のワンポイントアドバイス

鉄分の多い食品やサプリをとる。鉄分の吸収を助けるビタミンCも一緒にとろう。

鉄分を多く含む食材

レバー、赤身肉、赤身の魚、ほうれん草、あさり、しじみなど

第4章

寝たきり、要介護につながる病気の兆候

放っておくとこわい症状㉗

においがわかりづらくなった

↓

認知症

料理の味付けがおかしくなったら、要注意

年齢を重ねた方が、「最近、においがわからなくなった」と言い始めたら、医者は認知症を疑います。嗅覚は脳の一番原始的な感覚であり、**嗅覚障害は認知症のごく初期にあらわれる症状**だからです。

認知症患者と健常者の嗅覚機能を比較した研究においても、認知症患者の嗅覚が低下していたことが明らかになっています。

実際、認知症の人は鍋を焦がしたり、料理の味付けがおかしくなったりしがちですが、それも単なる注意力の欠如ではなく、鼻がにおわなくなっているためだろうといわれています。

ちなみに、認知症とモノ忘れの違いは、**ヒントがあると思い出せるのがモノ忘れ、思い出せないのが認知症**です。

たとえば「昨日食べた夕食は？」といわれて思い出せなくても、「ほら、中華料理のアレだよ」とか「ナスが入ってたよ」といわれて思い出せれば、単なるモノ忘れだといえます。それが、「昨日？　夕食食べたかな？」と、記憶が抜け落ちているのが認知症です。

認知症を治す薬は今のところ見つかっていません。認知機能の低下には、脳内のアミロイドという物質の増加が関係しているとされますが、このアミロイドの増加をおさえる薬で、進行をゆっくりにするのが限度のようです。

ですから、何より大切なのは、**ふだんから脳と神経を刺激して衰えさせないこと**です。

私がおすすめしたいのは、文章を書くこと。手紙を書いたり、日記をつけたりするのもいいですが、**新聞への投書がとくにおすすめ**です。記事をじっくり読んで理解しなければなりませんし、文章を書くにも頭を使います。

また、社会的活動や社会とのつながりも大切だといわれています。

とあるアメリカの修道院で、亡くなった修道女たちの脳の解剖をした結果でも、それが裏付けられました。

社会的活動を積極的に行っていた彼女たちの脳を調べたところ、認知症の特徴であるアミロイドが多い人のうち3分の1には、何の認知症状もなかったそうです。

また、アミロイドが多くたまっていて重度の認知症だったと思われる人も、実は最後まで立派に社会活動をしていたことがわかっています。

このように社会とのつながりは、何よりの認知症予防となります。積極的に人とのつながりを持つように心がけましょう。

認知症のサイン

⚠この症状が重なると注意

においがわかりづらくなった／同じことを何度も言う／料理の味付けがおかしい／食事したことを忘れる／自分がいる場所がわからなくなる／感情的になる／部屋が片付けられない

放っておくと……

認知症状が進み、徘徊や幻聴、幻覚、暴力などの問題行動につながる。

何科に行くべき？

内科／神経内科

予防のワンポイントアドバイス

できる限り、脳と神経を使うように心がける。おすすめは新聞への投書活動。社会とのつながりも大切にしよう。

放っておくとこわい症状㉘

ふつうに歩くだけで息切れ

↓

心不全

心不全を放っておくと寝たきり一直線

ふつうに歩くだけでも息が苦しくなる場合、心臓の病気「心不全」が疑われます。

心不全とは、血液で酸素をうまく全身に循環できていない状態です。心臓は全身に血液を送って酸素と栄養を届けていますが、酸素がうまくまわらないと脳も体も動けません。そのため、息苦しくなってしまうのです。

心不全になると満足に外出もできなくなり、**活動が減って寝たきりになってしまうことも珍しくありません**。

どの程度の息苦しさで心不全を疑うべきかは、ニューヨーク心臓協会が4段階の指標を出しています。

ただ、私が患者さんに説明するときは、もっとわかりやすいようにデパートの階段を例に出します。

デパートの階段はお年寄りでも上がれるよう、ゆったりつくってあります。**4階までゆっくり休まずに上がれたら、心不全の可能性は低い**でしょう。

日本の法律では4階まではエレベーターをつくらなくていいことになっています。「4階までなら歩いて上れる」という考えがあるからです。ゆっくり上がっているのに、2階や3階でひと息つかないと上がれないのなら、心不全が疑われます。

なお、4階まで休みなく上がれるけど、ハアハア息が苦しくなる人は、不摂生もしくは運動不足です。

心不全の症状として、**夜、上を向いて寝るのが苦しい**ことも挙げられます。

仰向けに寝ると、心臓が全身にまんべんなく血液を送ろうとして、送り出す血液量が増えるためか負荷がかかるからです。体を起こすと、下半身の血流がとどこおり、全身の血液量が減るため、心臓は楽ができます。

そのため心不全の人は、病状が悪化していくにつれ、ベッドの背もたれに寄りかかるようにして上半身を起こして寝るようになります。

また、心不全になると、夜間頻尿の症状が出ることもあります。**夜中に何度もトイレに起き、しかも息苦しい人は心不全の疑いが濃厚です。**

なお、同じように呼吸が苦しくなる病気に慢性閉塞性肺疾患がありますが、こちらは爪の色が紫色になるのが特徴です。心不全は血流が悪くなるのでむくみが出ますが、肺疾患ではむくみが起きないという違いもあります。

心不全のサイン

⚠この症状が重なると注意

ふつうに歩くだけで息切れ／動悸／呼吸が苦しい／睡眠時に息苦しい／夜間頻尿／せきこむ／足がむくむ／手足が冷える

放っておくと……

病状が悪化すると、満足に外出できなくなり、寝たきりになることもある。また、心筋梗塞を発症するリスクも高まる。

何科に行くべき?

内科／循環器内科

予防のワンポイントアドバイス

循環器系の病気は、とくにふだんの生活習慣が影響する。適度な運動を心がけ、塩分やアルコールのとりすぎには注意しよう。なお、心不全が疑われる人は、心臓の負担を減らすために、入浴はぬるめのお湯（40～41℃）で10分以内に。

放っておくとこわい症状 ㉙

朝になると指の第2関節が腫れる

↓

関節リウマチ

警官が「悪者」ではなく「善人」を捕まえてしまう病気

中指・薬指の第2関節が腫れるのは、関節リウマチの始まりです。痛風（↓198ページ）がたいてい足の親指から発症するのに対し、**関節リウマチはほぼ指の第2関節の腫れや痛みから始まります**。

関節リウマチの原因は、免疫システムのエラーです。本来なら雑菌や異物をやっつける白血球などの免疫細胞が、なぜか自分の体を攻撃し始めてしまいます。警官が泥棒ではなく、善良な市民を攻撃するようなものです。関節を守る膜をまるでバイ菌かのように攻撃し、破壊してしまうのです。

とくに、**夜寝ている間に激しく攻撃するので、朝起きると指の第2関節が腫れて痛みます**。放っておくと、どんどん関節が攻撃され、最後には完全に指が変形し、ちょっとした日常動作も困難になってしまいます。

なぜ免疫システムが暴走するのかはよくわかっていませんが、**リウマチは遺伝の影響が強い**ともいわれています。そのため家族や親戚にリウマチ患者がいる場合は、要注意です。

少しでも関節がおかしいと思ったら、「身内にリウマチの人がいるのですが」と医師に伝えると検査・治療がスムーズに進みます。

なお、リウマチの治療には、ステロイドなどの免疫をおさえる薬を使います。これを使うとほかの感染症への免疫もおさえられ、風邪や肺炎などにかかりやすくなってしまうのが難点でした。

しかし、ここ数年、関節リウマチの治療薬は劇的に進歩しました。関節を攻撃している白血球だけをやっつける分子生物剤という薬が登場したのです。

これを使えば、関節を元に戻すことはできませんが、病気の進行を遅らせることができます。そのためリウマチは、いかに早く治療を始めるかがカギとなっています。

診療はリウマチ科に行きましょう。また、一般の内科の先生にもリウマチが得意な人がいます。

見分け方は、看板に掲げられた診療科目の並び順です。「内科・呼吸器内科・循環器科……」など複数の診療科が書かれているなら、2番目に書かれているのがその先生の本当の専門分野です。「内科・リウマチ科」と書かれていたら、リウマチが得意な先生だといえるでしょう。

関節リウマチのサイン

この症状が重なると注意

朝起きると指の第2関節が腫れている、痛い／指がこわばる／指に力が入らない／指の関節がおかしい状態が1週間以上続く

放っておくと……

関節が完全に変形し、日常生活に支障をきたす。

何科に行くべき？

リウマチ科／内科（できれば診療科の2番目にリウマチ科を掲げているところ）

予防のワンポイントアドバイス

身内に関節リウマチになった人がいる場合は、とくに注意しよう。関節に異常があればすぐに診察を。

放っておくとこわい症状㉚

年をとって身長が縮んだ

↓

骨粗しょう症

50代以上の女性は、骨密度低下を意識して

骨粗しょう症とは、骨の中がスカスカになってしまい、軽く手をついたり、くしゃみをしたりするだけでも骨折してしまう病気です。とくに高齢で骨折してしまうと、そのまま筋力が衰え、寝たきりになってしまう可能性が高まります。

骨粗しょう症は50歳を過ぎたあたりから急激に増加していき、**60代では半数以上、70代では約7割が発症する**といわれています。誰しも加齢によって少なからず骨密度が低下してしまうからです。

とくに女性の場合、閉経後の女性ホルモンの影響で急激に骨密度が下がるので要注意です。実際、**骨粗しょう症は男性より女性のほうが圧倒的に多い**

病気なのです。
また、関節リウマチや糖尿病が原因となって発症するケースもあるので、これらの持病がある高齢者も注意したいところです。

50代になったら、骨に必要なカルシウムやマグネシウムを意識してとるようにしましょう。

また、すでに高齢の方でも、骨の形成の促進や、骨密度の高い骨づくりを助ける薬、カルシウム製剤などがあるので、簡単に骨折してしまうような状態になる前に、検査を受けて骨の状態を把握しておきましょう。

とくに**身長が縮んだ、背中が曲がったという症状があれば、絶対に検査したほうがいい**でしょう。

これらは骨粗しょう症の代表的な症状で、もろくなった背骨がつぶれて起きるものだからです。

骨粗しょう症の検査は、ＤＸＡ（デキサ）法といわれるＸ線を使ったものや、かかとやすねの骨に超音波を当てて調べる方法など、さまざまなものがあります。

内科や整形外科、婦人科で検査できるので、電話で検査可能かを確認のうえ、受診してください。

骨粗しょう症のサイン

この症状が重なると注意

身長が縮んだ／背中が曲がった／腰痛

放っておくと……

くしゃみをしただけで骨折するようになり、寝たきりになる。

何科に行くべき？

内科／整形外科／婦人科

予防のワンポイントアドバイス

50代になったら（とくに女性）は、カルシウムとマグネシウムを意識してとろう。また、高齢者は定期的に骨の状態を検査するように。

放っておくとこわい症状 ㉛

足の親指がむずむずず、ピリピリする

↓

痛風

尿酸値が9を超えたら、食生活を見直そう

足の親指がむずむず、ピリピリする……。そんな人は、痛風の発作がすぐそこまで迫ってきています。

「風」が吹いても「痛」いとされる痛風の原因は、尿酸という化学物質です。赤ちゃんから誰でも持っているこの物質の正体は〝**遺伝子の残りかす**〟。

遺伝子は、塩基（プリン体）というアミノ酸の一種でつくられます。この塩基は、体のあちこちで新しい細胞をつくるために働き、最後に尿酸に変わって、おしっことして出ていくのです。

尿酸はもともと白い結晶で、便器のふちに付いている白いものがそれです。尿酸が血液中に増えすぎると、関節の中に入り込んで白い結晶になって貼

り付きます。結晶はコンペイトウのようにトゲトゲした形をしていて、それが関節にたまって粘膜を刺激し、ある日突然激痛となるわけです。

そして、尿酸が一番集まりやすい場所が足の親指。そこから最初の発作が起こります。

発作がおさまったあとも、尿酸の結晶は消えないので、2度目、3度目……と発作は続きます。そのため、ご年配の方では、痛風が原因で活動頻度が落ち、寝たきりになることもあるのです。

痛風を防ぎたかったら、最初の発作が起きる前が勝負です。

健診で尿酸値が高いといわれたら、ぜひ薬を飲んでください。尿酸の正常値は7以下ですが、**9を超えるといつ発作が起きてもおかしくない状態**です。今は効果絶大な薬も出ているので、発作の手前で尿酸の蓄積を止めることが大事です。

また、尿酸値を上げてしまう食生活も見直しましょう。尿酸は遺伝子の材料であるプリン体からできるので、遺伝子の多い食べ物のとりすぎには要注意です。

とくに遺伝子が多い食べ物は**「卵」**です。卵ひとつには遺伝子がワンセット入っています。

イクラや明太子であれば1粒1粒にワンセットずつ遺伝子が入っていますし、さらに粒が細かい白子の場合はなおさらです。また、レバーなどの内臓にも遺伝子が詰まっています。

尿酸値が気になりだしたら、これらの食べ物は極力避け、遺伝子のかすがたまらないよう気をつけましょう。

痛風のサイン

この症状が重なると注意

足の親指がむずむず・ピリピリする／足の親指に激痛が走る／尿酸値が9を超える

放っておくと……

痛風の発作が何度も起き、日常生活に支障をきたす。高齢になると、寝たきりの原因になることも。

何科に行くべき？

内科／整形外科／リウマチ科

予防のワンポイントアドバイス

健診で尿酸値が高くなったら、尿酸値を上げない食生活を心がけよう。プリン体の多い卵、魚卵、レバー、モツなどの食品は避け、尿酸を増やすアルコールも控える。

放っておくとこわい症状㉜

手が震えて字がうまく書けない

↓

パーキンソン病

お年寄りがチョコチョコ歩きを始めたら
パーキンソン病を疑ってみる

60歳以上で、手が震えて字がうまく書けない、コップをカチカチさせてちゃんと持てないという方は、パーキンソン病の疑いがあります。

パーキンソン病は、**脳と筋肉を結ぶ神経の伝達がうまくいかなくなる病気**です。元プロボクサーのモハメド・アリや故ジョージ・ブッシュ元アメリカ大統領がかかったことでも知られています。

脳は神経を使って、「右足を動かせ」といった命令を筋肉に伝えます。一方、筋肉のほうも「今、こっちに動かしています」という状況を脳に伝えます。

脳と筋肉の間で、神経を通して情報が行き来し、「もう少し前に」「もうちょっと横に」などと微調整をしながら、歩いたり、物を持ったりしているのです。

脳梗塞や脊椎損傷のように、神経が死んでしまったら、まったく情報が伝わらず、手足はピクリとも動きません。一方でパーキンソン病の場合、伝わることは伝わるのですが、**微調整ができないため、スムーズな動きができなくなる**のです。

パーキンソン病に特徴的なのは歩き方です。「小歩症」といって、チョコチョコと小さくしか歩けません。

また、歩き始めの一歩がなかなか出なくなります。私たちは何も考えずにスッと足を出しますが、パーキンソン病の場合、「足を前に出せ」「出すためにはこの筋肉をこう動かす」といった、細かな調整にものすごく時間を要します。

ですから、**なかなか歩き出せませんし、歩き始めると、今度はすぐに止まれなくなります**。信号で、もうすぐ赤になるというのに、横断歩道の真ん中をチョコチョコと歩いているお年寄りを見かけたことはありませんか？　おそらくその方は、パーキンソン病でしょう。

パーキンソン病の原因としては、遺伝的要素以外はよくわかっていません。ただ、中脳の黒質という場所がダメージを受けていることはわかっているので、そこにiPS細胞を注射したら治るのではないか、と研究が進んでいます。

現在の治療法としては、ドーパミンを増やして伝達をスムーズにする薬で対処したり、リハビリによって筋力の低下をおさえたりする程度で、完治させるには至っていません。

それでもやはり、早期発見が重要です。放っておくと寝たきりになってしまうので、なるべく早くに気づいて進行を遅らせられるよう、早期に治療・リハビリを始められるようにしましょう。

パーキンソン病のサイン

⚠この症状が重なると注意

体が小刻みに震える／物がうまく持てない、落とす／手が震えて字がうまく書けない／歩き方が小刻みになる／歩き始めの一歩がなかなか出ない／転びやすい

放っておくと……

症状が進行すると、寝たきりになって介護が必要になる。

何科に行くべき？

神経内科

予防のワンポイントアドバイス

身内にパーキンソン病患者がいれば用心しておく。病状が進む前に気づき、早めにケアできるようにしよう。

放っておくとこわい症状 ㉝

片足だけの痛み、違和感が続く

↓

腰椎ヘルニア

片足だけの痛み、しびれは赤信号！

「ヘルニア」とは、何かが飛び出してしまうという意味です。

腰椎ヘルニアになると、主に腰椎の上から4番目と5番目の間、そして5番目と仙骨の間で、クッションの役割を果たす椎間板が飛び出してしまいます。

飛び出す原因には、圧迫骨折や激しいスポーツ、交通事故などがあります。また、自然に飛び出してしまうケースも珍しくありません。

これは人間が4足歩行から2足歩行になった宿命ともいえます。立って歩き始めたことで、背骨が縦方向に圧迫され、骨の間のクッションが飛び出してしまうようになったのです。

腰椎と椎間板

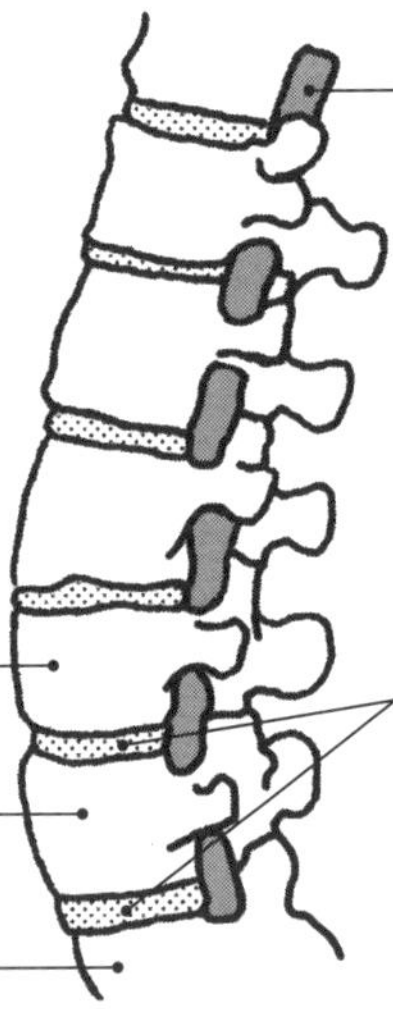

この飛び出したクッション（椎間板）が近くにある神経を圧迫すると、さまざまな症状が起こってきます。

とくに人体の中でも太くて長い坐骨神経を圧迫した場合は、**坐骨神経痛**といわれる痛みが、腰から足先にかけて起こります。また、痛みのほかにも、お尻からふくらはぎを中心に、**下半身の違和感やしびれ、麻痺が起こることもあります**。

このとき、**片足にだけ症状が出ることが多いのも特徴**です。クッション（椎間板）は左右均等ではなく、たいていどちらか片側に飛び出します。片方の神経だけが圧迫されるため、片足にだけ症状が出るのです。

片足だけがうまく機能しなくなると、気づかないうちに一方の筋力が衰えて片足が痩せたり、片側につまずきやすくなったりします。

椎間板の飛び出し方によっては痛みがともなわない場合もあるので、痛みがなくても、片足のしびれや違和感があるようなら、一度病院で診てもらったほうがいいでしょう。

このとき整形外科に行きがちですが、**麻痺やしびれがある場合は神経内科です。**

整形外科は骨と筋肉のお医者さんです。神経が専門ではありません。

腰椎ヘルニアのサイン

⚠この症状が重なると注意

片足だけ痩せてきた／よく片側につまずく／腰から足先にかけての痛み／お尻からふくらはぎを中心としたしびれ・麻痺

放っておくと……

筋力低下による歩行困難や痛みが原因で寝たきりになることもある。

何科に行くべき？

神経内科

予防のワンポイントアドバイス

長時間、同じ姿勢を続けず、適度な運動を心がける。腰から足にかけて（とくに片足に）痛みやしびれが続く場合は、早めに病院を受診しよう。

放っておくとこわい症状㉞

急に寒がりになった

↓

甲状腺機能低下症

別名「治る認知症」その活力のなさは、甲状腺のトラブルかも

甲状腺の機能が異常に高くなってしまうのがバセドウ病（↓167ページ）だとすると、その反対に低下してしまうのが甲状腺機能低下症です。「元気ホルモン」である甲状腺ホルモンが低下し、脈拍が上がらず、**やたら寒がりになります**。また、胃腸の働きが落ち、新陳代謝も落ちるため、**食欲がないのに太りやすくなる**のも特徴です。精神的にも活力が出ず、無気力になってしまいます。

甲状腺機能低下症は女性に発症者が多く、遺伝的な要因も指摘されています。身内にかかった人がいるようなら、検診項目にぜひ甲状腺ホルモンの検査を加えてください。

また、それらに該当しない人でも、そもそも年をとるとほかの臓器と同様、甲状腺自体の働きも衰えてきます。

そのため、加齢とともに甲状腺機能低下症は増加する傾向にありますが、**それを認知症やうつ病と勘違いする方も多い**ようです。活力がなくなってボーッとしてしまうため、「認知症が始まった」「初老期うつや老人性うつになった」と思ってしまうのです。

認知症やうつ病の治療をしても症状が改善しなかったのに、甲状腺ホルモンの補充薬を飲んだら、ものすごく元気になった、というケースもよくあるようです。そのため、甲状腺機能の低下は、「**治る認知症**」ともいわれています。

もし、年をとって、最近なんだか元気が出ない、寒がりになった、食欲が出ない、ボーッとするといった症状が重なる場合は、一度病院で甲状腺機能を検査してみるといいでしょう。

甲状腺機能が低下しているかどうかは、血液を調べればすぐにわかります。内科や代謝科で「甲状腺ホルモンの数値を調べたい」と伝え、血液検査をお願いしてください。

なお、甲状腺機能低下症には、わかめや海藻などヨードを含むもののとりすぎはよくないといわれています。ただし、食べ物で甲状腺の量が変わることはありません。極端にとりすぎなければ、そこまで気にしなくていいでしょう。

甲状腺機能低下症のサイン

この症状が重なると注意

急に寒がりになった／食欲がないのに太る／元気が出ない／すぐ疲れる／皮膚の乾燥／抜け毛が目立つ／むくむ

放っておくと……

体調がすぐれず、活力が低下する。高齢者の場合、そのまま寝たきりになる恐れもある。

何科に行くべき？

内科／内分泌内科／代謝内科

予防のワンポイントアドバイス

遺伝的要因もあるので、家系にこの病気の人がいたら、定期的に甲状腺機能の検査を受けよう。また、加齢にともなって症状が出る場合もあるので、気になる場合は一度受診を。

放っておくとこわい症状 ㉟

心当たりのない腰痛が続く

↓

老人性うつ

定年後の心の叫びは「腰」に出る

腰痛といえば、ぎっくり腰や腰椎ヘルニアを疑うのがふつうです。

しかし、原因がまったく思い当たらず、慢性的な腰痛がずっと続く場合は、「心因性の痛み」が疑われます。最近わかり始めたことですが、**腰痛の中には、うつ病から来るものが意外に多い**のです。

うつ病は、感情の振り幅が大きくなってしまう病気です。

もちろん、誰にでも感情の起伏はありますが、それが極端に下振れして、悲観的になってしまうのがうつ病、上向きにやたら楽観的に振り切ってしまうのが躁《そう》病です。

几帳面で真面目な人ほど、うつ病になりやすいといわれています。

何でもきちんとこなせる人が、こなしきれなくなったとき、「こんなはずはない」「なんとかしないと」と焦り、頑張りすぎてしまうと、次第に心がすり減ってしまいます。その結果、眠れなくなったり、食べられなくなったり、何に対してもやる気が起きなくなったりしてしまうのです。

中には頭痛や肩こりなど、体の痛みとしてうつがあらわれる人もいます。精神的なストレスなどが原因で自律神経や内分泌系が異常をきたし、ズキズキとうずくような痛みが出ることがあるのです。その心因性の痛みで一番あらわれやすいのが腰痛というわけです。「腰痛は心の叫び」といってもいいでしょう。

最近では、**65歳以上の高齢者がうつ病にかかる「老人性うつ」**も話題になっています。

定年退職や、それにともなう生活リズムの変化、子どもの独立など、環境の変化によるストレスが大きな原因のようです。

とくに仕事一筋で頑張ってきた人は、一気にやることがなくなり、活力を失ってしまう危険性があります。

定年は人生の中でも大きな転機です。定年が近づいたら、残りの人生を楽しむ計画を早いうちから考えておいたほうがいいでしょう。

また、老人性うつの原因として、脳機能の低下もあるようです。加齢とともに脳の血流が悪くなり、意欲が低下してしまうのです。そのため、**血流を整えるための適度な運動**も大切です。定年後は一気に運動量が落ちますから、意識して動くようにしてください。


老人性うつを発症し、やる気を失ってしまえば、残りの人生を楽しめないばかりでなく、**活動が減って筋力が落ち、寝たきりになってしまう可能性も高まります**。最悪の場合、自殺を選んでしまう人もいるようです。

あまりに落ち込みがひどいときは、病院で診察を受け、抗うつ剤の処方を受けることも検討しましょう。

薬に頼りたくないという気持ちもわかりますが、高齢の場合は、ふさぎ込んで活動を減らしてしまうより、薬を使ってうつ病と付き合っていくほうがよい場合もあります。

なお、老人性うつは認知症と間違えられることもありますが、症状は似ていても違いは明確です。

うつの場合、ボーッとしてはいますが、記憶障害はありません。また、認知症では食欲がありますが、うつでは食欲がない傾向にあります。

老人性うつのサイン

この症状が重なると注意

気分が落ち込む／眠れない／食欲がない／死にたい気持ちになる／原因不明の慢性的な痛み（腰痛、頭痛、肩こりなど）

放っておくと……

活動が減り、筋力が落ちて寝たきりになることも。

何科に行くべき？

心療内科／精神科

予防のワンポイントアドバイス

定年後に楽しめる趣味やコミュニティを見つけておく。また、生活リズムを整え、適度な運動を心がけよう。

コラム 4

実は侮れない栄養不足「ビタミンD」

日光を浴びていない日が続いたら要注意

最近わかってきたことですが、ビタミンDには**細菌やウイルスをやっつける特殊なたんぱく質（抗菌ペプチド）をつくる働きがあります。**

生物の体には外敵から身を守るためのバリア機能がありますが、そのひとつが抗菌ペプチドです。ビタミンDが不足すると、バリア機能が衰えるので、病気にかかりやすくなってしまいます。

ほかにもビタミンDにはカルシウムの代謝を助け、血中のカルシウム濃度を一定に保つ働きがあります。

栄養状態が悪かった戦前の日本では骨が曲がってしまう「くる病」の子どもがよく見られましたが、これもビタミンD不足が原因です。原因がわかってからは、ビタミンDが豊富に含まれる肝油を学校で子どもたちに飲ませていたものです。

大人の場合、ビタミンD不足は骨粗しょう症（↓193ページ）の原因にもなります。**とくに、骨粗しょう症の恐れがある閉経後の女性や高齢の方は注意したい**ところです。

ほかにも、ビタミンDが不足すると**がんや糖尿病などの生活習慣病にもかかりやすくなる**とされています。もし、風邪をひきやすくなったり、体調を崩しやすくなったりしたら、ビタミンDを補う習慣ができているか、チェックしてみましょう。

とくに、**毎日、日中に外出できているかどうか**は重要なポイントです。ビタミンDは、口からの摂取のほか、紫外線を浴びることにより体内で合成できます。そのため、「あまり外出していない」「日光を浴びていない」という場合、ビタミンD不足の可能性が高まります。

とくに日照時間が少なくなる冬場は、体内のビタミンD合成が減少するので注意が必要です。冬に風邪が増えるのはそのためとも考えられています。新型コロナウイルスの影響などで外出機会が減っている今、少なくとも1日15分は日光を浴びたほうがよいでしょう。

なお、サプリメントでのビタミンDの過剰摂取には注意が必要です。ビタミンB群やCとは違い、ビタミンDは脂溶性です。尿で簡単に排泄されることはありません。過剰にとりすぎると高カルシウム血症や腎障害を起こすので、注意してください。

ビタミンD不足のサイン

この症状が重なると注意

風邪をひきやすい／最近日光を浴びていない

放っておくと……

免疫力が低下し、がんや生活習慣病にかかりやすくなる。また、骨が弱くなり骨粗しょう症になるリスクが増す。

予防のワンポイントアドバイス

少なくとも1日15分は日光を浴びるようにする。とくに、高齢者や閉経後の女性は意識して外に出よう。

ビタミンDを多く含む食材

サケ、マグロ、サンマ、イワシ、ブリ、サバ、うなぎ、きくらげなど

第5章

絶対に見逃したくない
突然死の前触れ

放っておくとこわい症状 ㊱

左肩に急激な痛み

↓

心筋梗塞

痛みから「約20分後」には心筋の壊《え》死《し》が始まる

突然、体の左側に激しい痛みを感じたら、心筋梗塞の疑いがあります。

心筋梗塞とは、栄養と酸素を届ける心臓専用の3本の血管（冠動脈）が1本でも詰まると起きる心疾患です。

血管が詰まって血流が止まると、約20分後には心臓が酸素不足になり、心筋の細胞が壊死していきます。

詰まった血管は6時間以内に広げないと命にかかわるので、一刻も早い対処が必要です。「翌日まで様子をみよう」などと悠長に考えているひまはありません。

心筋梗塞は心臓の疾患ですが、実は**最初から必ず心臓が痛くなるわけでは**

ありません。左のあごから左肩、左わき腹にかけて、どこが痛み始めても不思議はないのです。中には左奥歯が痛いと訴える人もいます。

左胸が痛い場合でも、ピンポイントで心臓が痛いというよりは、胸全体が圧迫され、胸の中を拳でつかまれているような痛みだといわれます。

狭心症（→128ページ）でも胸痛は起きますが、狭心症の痛みは安静にしていれば治まるので、安静にしても痛みが治まらない場合は、心筋梗塞の可能性が高いといえるでしょう。


心筋梗塞では、酸素不足で心臓が異常なけいれんを起こし（心室細動）、致死性の不整脈が起きることもあります。心室細動は、発症後数分で亡くなってしまうというこわい症状です。

もし胸の痛みを訴えて倒れてしまった人がいたら、すぐにＡＥＤで処置を始めなければなりません。ＡＥＤは、心臓に電気ショックを与えて心臓の動きを正常に戻す機械です。コンビニやスーパー、派出所、学校などの公共施設、駅のほか、大きなマンションや会社などに設置されています。

もしものときのために、**家の近くのどこにAEDがあるか、一番近い設置場所を確認しておく**といいでしょう。救急車が来るまでAEDで不整脈の発作をしのげば、一命をとりとめる可能性は高まります。

「一度も使ったことがないけど、いざというときに使えるかな……」と心配される方もいますが、AEDには音声での手順案内があります。また、心臓が止まっている場合など、必要な場合しか作動しないようにできているので安心してください。

このように突然死に至る可能性も高い心筋梗塞ですが、その主な原因は動脈硬化です。そのため、年を重ねれば誰にでも起きる可能性があります。とくに年配の方は、適度な運動を心がけ、食生活にも気を使うようにしましょう。

また、タバコもやめましょう。循環器内科の専門医の資格を取るとき、その指導的な立場から喫煙者は認めないというルールがあります。これはタバコに血管を収縮させる作用があり、心臓にとって致命的なリスクがあるからです。それだけタバコは血管と心臓に負担をかけます。

10年間禁煙していても、久しぶりの1本が命取りになることもあります。年をとってからの喫煙は絶対にやめましょう。

心筋梗塞のサイン

この症状が重なると注意

左肩の急激な痛み／体の左側に生じる突然の痛み（歯、あご、腕、わき腹など）／胸全体を圧迫され、心臓を拳でつかまれるような痛み／安静にしても胸の痛みが治まらない

放っておくと……

冠動脈が詰まってから6時間以内に処置しなければ、命にかかわる。

何科に行くべき？

循環器内科／救急車を呼ぶ

予防のワンポイントアドバイス

突然、体の左側に激しい痛みが出た場合は、恥ずかしいなどと考えず、すぐに救急車を呼ぼう。また、家族が心筋梗塞になった場合に備えて、家の近くのAEDの場所を把握しておこう。

放っておくとこわい症状㊲

歩くと一方向に傾く、ろれつがまわらない

↓

脳梗塞

体の片側だけの異常は、脳の緊急SOSを知らせるサイン

脳の血管に起きる緊急事態は「脳卒中」といい、血管の症状によって次の3つに分類されます。

- **脳梗塞**……脳の血管が詰まる
- **くも膜下出血**……脳の動脈瘤が破裂する
- **脳出血**……脳の血管がやぶれる

ここではまず、脳梗塞について解説していきましょう。

脳梗塞は、動脈硬化でせまくなった脳の血管が詰まることで起こる病気で

す。あるいは、頸動脈の血栓が血流に乗って脳に飛び、それが脳の血管を詰まらせて起きることもあります。

また、心臓にトラブルが起きて不整脈が起き、それが原因で大きな血栓ができて、脳に飛ぶこともあります。これは心原性脳塞栓といい、ときに即死するくらい大きな血栓が脳に飛んでくることもあるのです。

脳の病気というと激しい頭痛を想像しますが、**脳梗塞に頭痛はあまりありません**。

激しい頭痛をともなうのは、くも膜下出血（↓243ページ）と脳出血（↓248ページ）で、とくにくも膜下出血は、脳動脈瘤が破裂した際に激しい頭痛が起こります。

痛みが少ない脳梗塞では、いかにその前兆に気づくかがカギとなります。このとき大きな情報となるのが、**体の片側だけの異常**です。

脳の病気の特徴として、体の半分に症状が出ることがあげられます。片手だけが動かないとか、片足をひきずるとか、必ず体の半分に異常が起きるのです。

そのため、歩くと一方向に傾いたり、ろれつがまわらなくなったりします。ろれつがまわらないのは、舌がどちらか一方に曲がっているため、うまくしゃべれないからです。

顔の半分だけが麻痺して右と左の顔つきが変わるなど、顔の表情に変化が起きることもあります。

「なんだかおかしいかも？」と思ったときには、**バレーサイン**（↓240ページ）をやってみましょう。

両目をつぶって手のひらを上にして両腕を伸ばし、「前へならえ」のように突き出します。そして、目をつぶったまま10秒待ってから左右の腕の高さを見るのです。もし片一方だけ下がっていたら、脳にトラブルが起きている

バレーサイン

①両目をつぶり、手のひらを
上にして両腕を前に伸ばす。
そのまま10秒キープする。

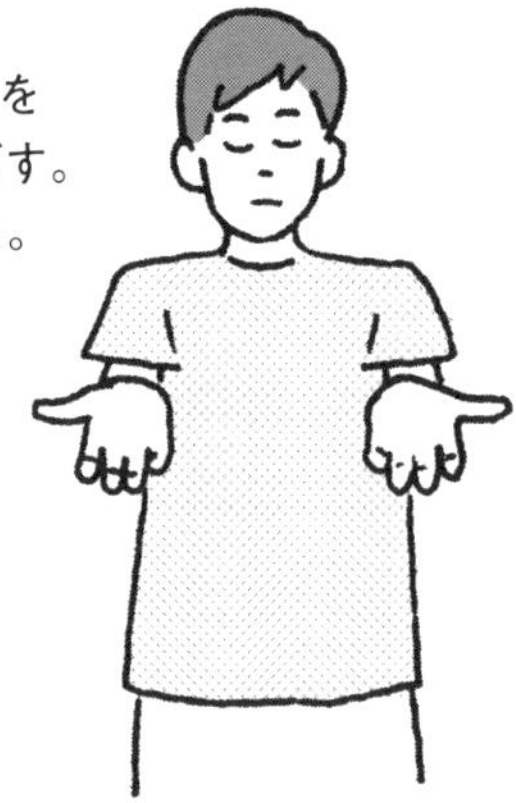

②もし片腕が下がっていれば、
脳のトラブルの可能性あり。

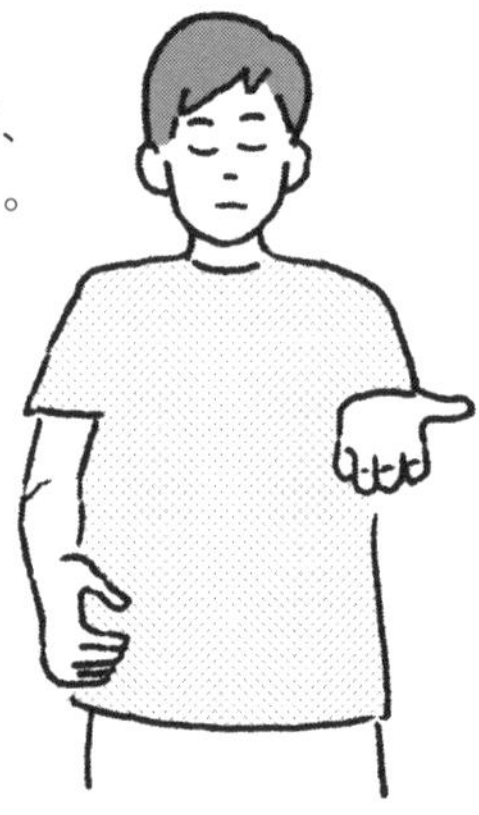

可能性があります。

なお、片側だけの異常は、脳梗塞の前兆としてあらわれることもあります。一時的に脳の血管が詰まることで起きる症状で、一過性脳虚血性発作（別名ＴＩＡ）と呼ばれるものです。

血管が詰まったけれど、血栓が小さいなどで再び血が流れて、５～20分ほどで症状がなくなります。

片手や片足だけが急にだらりとしたり、ろれつがまわらなくなったけれどすぐに治ったり……そんな脳梗塞の軽い症状が出た際は注意しましょう。「気のせいかな」「治ったからいいや」と思わず、必ず脳外科で検査を受けてください。それで助かった人がたくさんいます。

そのまま放っておくと、ほとんどはその後に脳梗塞を起こして、体に麻痺が残り、最悪の場合、命を落とすことになります。

脳梗塞のサイン

⚠ この症状が重なると注意

体の片側にだけ異常がある（片腕があがらない、片手だけ物をうまく持てない、片足がうまく動かない、顔の左右の表情が違うなど）／歩くと一方向に傾く／ろれつがまわらない／顔がゆがんでいる

放っておくと……

一刻も早く対処しないと、麻痺が残り、命を落とすこともある。

何科に行くべき？

脳神経外科／救急車を呼ぶ

予防のワンポイントアドバイス

前兆を見逃さず、片側だけの異常が起きたら、すぐに脳MRIを受けよう。症状がひどい場合は、すぐに救急車を。

放っておくとこわい症状㊳

なぜかまぶたが下がる、物が二重に見える

↓

くも膜下出血

頭痛&目の異常は、迷わず救急車を

なぜか急に片方のまぶただけが下がってくる。しかも物が二重に見える……。そんな症状が突然起きたら、脳に動脈瘤ができていて、パンク寸前かもしれません。

動脈瘤とは、動脈にできる血管のふくらみのこと。破裂すると大出血を起こし、命にかかわります。このうち脳の表面（くも膜）の下にある太い動脈にできた動脈瘤が破裂することを「くも膜下出血」といいます。

動脈瘤が破裂し、くも膜下出血が起きると、**3分の1は即死、3分の1は寝たきり、残りの3分の1だけが助かって社会復帰できる**というこわい病気です。

動脈瘤ができると、めまい、まぶたが下がる、物が二重に見える（複視）など、目の異常が出てきます。

これらの症状が起きるのは、**動脈瘤が目にかかわる脳の神経を圧迫し、異常をきたしているから**です。また、くも膜の動脈近くにはまぶたを動かす神経も走っているので、ふくれた瘤《こぶ》が神経を圧迫すると、まぶたも下がってきます。

この場合も、脳梗塞同様に片側にだけ異常があらわれます。片側のまぶただけが垂れ下がるような場合は、すぐに脳MRIを撮り、脳の状態を確認したほうがいいでしょう。

脳動脈瘤はいつ破裂するかわからないので、一刻も早い検査が必要です。私の患者さんには、脳動脈瘤の手術で手術室に入ったとたん、破裂してしまった方もいらっしゃいました。

さらにやっかいなことに、動脈瘤には破裂直前の兆候がほとんどありません。だから、くも膜下出血で突然亡くなる方が後を絶たないわけです。

ただし、「**警告頭痛**」が出る場合があります。

脳動脈瘤が破裂する前に少しだけ動脈瘤が裂け、軽度の頭痛症状が出るのです。ズキズキする頭痛が1〜2日続くのが特徴で、吐き気をともなうことが多いといわれています。

もし、こうした異常が出た場合は、一過性の頭痛だろうと思ったりせず、一刻も早く病院で検査を受けましょう。

くも膜下出血のサイン

この症状が重なると注意

物が二重に見える（複視）／片方のまぶたが垂れ下がる／吐き気をともなう頭痛が続く

放っておくと……

動脈瘤が破裂すると、3分の1は即死、3分の1は寝たきりになる。

何科に行くべき？

脳神経外科／救急車を呼ぶ

予防のワンポイントアドバイス

片方のまぶたが下がったり、複視の症状が出たり、吐き気をともなう頭痛が続く場合は、一刻も早く病院へ。

放っておくとこわい症状㊴

激しい頭痛と嘔吐

↓

脳出血

高血圧の人は要注意！10年に1度は脳ドックを受けよう

脳出血とは、脳の血管が破れて出血してしまうことです。同じ脳内出血でも、動脈瘤が破裂するくも膜下出血とは少し性質が違います。

脳出血の主な原因は高血圧です。**動脈硬化によってもろくなった脳の血管が、血圧が急に上がったときにパキッと裂けて出血してしまう**のです。

血圧が急上昇するのは、朝起きたときやトイレで用を足すとき、入浴のときなどです。よくお風呂で倒れていた、というのは、血圧の急激な変化で脳の血管が裂け、脳出血を起こしていることが多いのです。

朝10～12時も脳出血にとって「魔の時間帯」です。血圧が一日でもっとも高くなる時間帯のため、脳出血が起こりやすくなります。

脳出血の症状は、脳の血管のどの部分から出血するか、出血の範囲がどれくらいかで違ってきます。

とくに多いのは大脳の被殻《ひかく》という場所からの出血で、この場合、頭痛や嘔吐症状、手足の麻痺、しびれ、感覚障害などが起こります。嘔吐しながら倒れ、手足が動かないような場合は脳出血の可能性が高いでしょう。

その他、出血する箇所によっては、めまいや言語障害、意識がなくなることもあります。

ただし、いずれの場合も、**脳出血は「強い頭痛」と「嘔吐」で始まる場合が多い**のが特徴です。この2つの症状が重なる場合は脳出血を疑い、すぐに救急車を呼びましょう。

救急車を待つ間に家族がすることは、万が一、本人の意識がなければ、嘔吐したもので窒息しないよう、横向きに寝かせることです。ベルトやネクタイをゆるめ、楽な姿勢を取らせます。ふだん飲んでいる薬があれば、薬かお薬手帳を持参してください。

なお、脳出血の原因は高血圧なので、もし健診で高血圧を指摘されたら、甘く考えずに、きちんと自己管理を行いましょう。

高血圧を防ぐには、**何といっても減塩が大切**。摂取する塩分は1日5グラム以下におさえてください。

また、念のため脳ドックの受診もおすすめします。

脳ドックを受ければ、自分の脳の状態がクリアにわかります。もし自分の脳に脳動脈瘤や先天的な血管の異常がないことがわかれば、めまいや慢性的な頭痛に心配しすぎることもなくなるでしょう。

しかも一度受けてしまえば、以後、10年は受けなくて大丈夫です。自身の安心のためにも、40歳や50歳など節目の年に脳ドックの受診を検討してみてはいかがでしょうか。

脳出血のサイン

この症状が重なると注意

激しい頭痛と嘔吐／めまい／手足のしびれ／言語障害

放っておくと……

出血後、できるだけ早めに対処しないと命にかかわる。

何科に行くべき？

脳神経外科／救急車を呼ぶ

予防のワンポイントアドバイス

脳出血の原因の多くは高血圧。40歳を過ぎたら、血圧に注意を払い、減塩につとめる。アルコールの飲みすぎや、運動不足にも注意。また、10年に1度でいいので脳ドック受診を検討してみて。

放っておくとこわい症状㊵

胸から背中にかけて刺すような痛み

↓

大動脈解離

激痛が体の中を移動していく拷問のような急病

胸から背中にかけて刺すような痛みが走り、どんどん体中に広がっていく。これは大動脈解離の特徴です。

大動脈解離とは、心臓から全身に血液を送るための**体で一番太い動脈（大動脈）が裂ける病気**です。本来裂けてはいけない血管がメリメリと裂けるので、その痛みは半端ではありません。鼻に巨大な物体をつっこまれ、縦に裂かれるようなものです。

しかも裂け目はどんどん広がっていくので、痛みは次々と広がり、腹や脚などにも及びます。狭心症の場合は、痛いところが一カ所ですが、**大動脈解離はその痛みがどんどん広がって移動する**のが特徴です。

また、狭心症の場合、休めば痛みが治まりますが、大動脈解離はどんどん痛みが広がって治まりません。激しい痛みが治まらない場合、大動脈解離のほか、心筋梗塞も疑われるので、一刻も早く病院へ行きましょう。

大動脈には外膜、中膜、内膜の3つの膜がありますが、**外膜まで破れてしまうと、大出血となって手遅れになる**可能性があります。救急車を呼んで、いかに血管が外膜まで裂けてしまう前に治療できるかが生死を分けると心得ておきましょう。

また、くも膜下出血と同じように、大動脈にも動脈瘤の破裂があります。もろくなった大動脈の血管は、弱くなったところがふくらんで瘤をつくります。この大動脈瘤が破裂すると、体内で大出血を起こし、1、2分で意識を失ってしまいます。

大動脈解離、大動脈瘤の破裂には、ともに目立った前兆はなく、**突然、裂**

けたり、破裂したりします。今まで感じたことのない激しい痛みを感じたら、迷わず救急車を呼びましょう。心臓と脳の病気に遠慮はいりません。結果的に何もなくても「ごめんなさい」のひと言でいいというのが、心臓と脳の病気に対する考え方です。

なお、大動脈解離・破裂の原因は動脈硬化です。血管がもろくならないよう、血圧と血糖、脂質の管理、適度な運動を心がけましょう。

大動脈解離のサイン

この症状が重なると注意

胸から背中にかけての刺すような痛み（痛みが体中に広がっていく）

放っておくと……

大動脈解離が進んで外膜にまで達すると、手遅れになることもある。

何科に行くべき？

循環器内科／救急車を呼ぶ

予防のワンポイントアドバイス

動脈硬化によって血管がもろくならないよう、食習慣や運動に気を使おう。また、高血圧にも注意して。

放っておくとこわい症状 ㊶

食後に口の中がかゆく、息苦しい

↓

アナフィラキシーショック

たかが蕁麻疹《じんましん》と侮るなかれ 呼吸が苦しくなったら、命の危機が迫っている

アレルギーの症状には、蕁麻疹などの皮膚症状のほか、口の中のかゆみ・腫れなどの粘膜症状、呼吸が苦しくなり、せきが出る呼吸器の症状があります。

このうち2つ以上の症状が同時に出たときは、アナフィラキシーショックの可能性が疑われます。

アナフィラキシーショックとは、アレルギー反応が全身で一気に起きてしまう急病です。極端に血圧が下がって意識障害を起こしたり、呼吸困難や臓器に異常をきたすこともあります。

アナフィラキシーショックで有名なのは、スズメバチに刺されて亡くなる

ケースです。最初にハチに刺されたときにハチ毒への抗体が体内にでき、それが2度目以降に刺された際に一気にフル稼働し、免疫反応が暴走してショック症状を起こすのです。

新型コロナウイルスにかかった人にも、免疫機能が暴走する「サイトカインストーム」によって重篤化するケースがありましたが、それと似ています。

アナフィラキシーショックでは、最初は皮膚のかゆみや蕁麻疹が起こります。そして、徐々に呼吸しづらくなるなどの重篤な症状が出てきます。とくに**口内のかゆみ・腫れが出てきたら、粘膜にまで異常をきたしているサイン**。息苦しくなってきたら、迷わず救急車を呼んでください。

アナフィラキシーショックの場合、短時間で重症化する恐れがあるので、一刻も早い対処が必要です。たかが蕁麻疹と侮っていると命にかかわります。

なお、アナフィラキシーショックを起こしやすいアレルゲンには、ハチ毒やペニシリンなどの薬剤のほか、食べ物だと、カニ、エビといった甲殻類、そば、卵、乳製品、桃、キウイ、バナナ、マンゴーなどがあります。

こわいのはほんの微量でもショック症状が起きてしまうことです。

外国では、ピーナツバターアレルギーを持つ恋人に、キスをして死なせてしまった男性がいました。男性は、恋人と会う前にピーナツバターを塗ったサンドイッチを食べていたのです。

また、自分はアレルギーなどないと思っている人でも、思いもよらぬ食べ物に反応してしまうこともあります。アナフィラキシーショックは、誰にとっても決して他人事ではありません。症状が出た場合は、重症化するまで放置しないように注意してください。

食べ物の場合、およそ1～2時間で症状が出ることが多いので、食後に、蕁麻疹や口のかゆみ、呼吸障害などが重なった場合は、すぐに病院へ行きましょう。

なお、蕁麻疹が出たときは掻《か》いてはいけません。掻けば掻くほど、血管が拡張してさらにかゆくなります。

蕁麻疹のかゆみは、冷やして血管を収縮させるのが一番です。水風呂に入るか、保冷剤を患部に当てるといいでしょう。食品に付いてくる小さな保冷剤をとっておくと便利です。

アナフィラキシーショック
のサイン

この症状が重なると注意

蕁麻疹／口内やのどの腫れ・かゆみ／呼吸困難／意識障害

放っておくと……

短時間で重症化する恐れがあるので、早急に対処しよう。

何科に行くべき？

内科／アレルギー科／救急車を呼ぶ

予防のワンポイントアドバイス

食後に蕁麻疹や口のかゆみ、腫れがあれば、アナフィラキシーショックを疑い、すぐに病院へ。意識障害や呼吸困難がある場合は、すぐに救急車を呼ぼう。

放っておくとこわい症状㊷

粉ものを食べて、急激な息苦しさ

↓

パンケーキ・シンドローム

栄養たっぷりの粉ものは、ダニの絶好の隠れ家

以前、テレビ番組を見ていたら、お好み焼きを食べて呼吸困難になったという親子のエピソードが紹介されていました。シンクの下に置いてあった封を切ったままのお好み焼き粉でお好み焼きをつくって食べたところ、急激に体調が悪化したのです。

原因は、開封ずみのお好み焼き粉。その親子はダニアレルギー持ちでしたが、ちょうど蒸し暑い高温多湿の時期で、お好み焼粉にはたくさんのダニが繁殖していました。

まさかお好み焼粉の中にダニがいるとは思わず、大量に口に入れてしまい、アナフィラキシーショックに近い症状を起こしてしまったのです。

こうした粉ものに潜むダニによって起こるアレルギー症状を、パンケーキ・シンドロームと呼びます。海外でパンケーキをつくって亡くなった例があることから、その名が付けられたそうです。

開封ずみの粉を調べたとある調査では、**袋の中に数十万匹のダニがいたというケースもあった**ようです。ダニアレルギー持ちの人はもちろん、ふだんは気づかない程度にアレルギーを持っている人でも、これだけ大量のダニを一気に口に入れてしまえば、ショックを起こす可能性があるでしょう。

予防としては、ダニを爆発的に増やさないよう、食品の管理に気をつけることに尽きます。

ホットケーキミックスやお好み焼き粉の場合、一度開封したものは、たとえ開口部をセロテープや輪ゴムで留めても、常温のままでは、ダニが一気に増える恐れがあります。それをホットケーキにして焼くと、ダニは死にますが、ダニの体は残っているので、アレルゲンが体に入って発作が起きてしまうのです。

ダニの増殖を防ぐには、**開封した粉を「冷凍庫」に保存する**ことです。「冷蔵庫」に保存する人も多いですが、食品の詰め込みすぎや扉の開閉が多い冷蔵庫は庫内温度が高くなり、ダニが繁殖してしまうことがあります。絶対にダニを繁殖させたくないなら、冷凍庫での保存が一番です。

ついでにふれておきますと、七味唐辛子はカツオブシムシという虫の絶好の繁殖場所です。とくに昔ながらの竹の入れ物に入っている唐辛子は要注意。密閉度が低いので、虫が容易に入ることができます。

カツオブシムシは食べても体に毒ではありませんが、意図せず虫を食べてしまうのはやはり気持ちの悪いものです。私はパウチ式の使い切りタイプの七味唐辛子を使うようにしています。

パンケーキ・シンドローム
のサイン

⚠この症状が重なると注意

粉ものを食べたあとに蕁麻疹／口内の腫れ・かゆみ／ぜんそく

放っておくと……

アナフィラキシーショックと同様に、重症化して死に至ることもある。

何科に行くべき？

内科／アレルギー科／救急車を呼ぶ

予防のワンポイントアドバイス

封を切った粉ものは冷凍庫に保存しよう。もし症状が出たら、すぐに病院へ。意識障害や呼吸困難を起こしている場合は、すぐに救急車を呼ぼう。

放っておくとこわい症状㊸

腰の激痛をともなう40℃近い高熱

↓

腎盂炎

腰をたたいて飛び上がるほど痛ければインフルエンザではなく腎盂炎

ふつうの健康な人に突然40℃近い高熱が出たら、インフルエンザか腎盂炎（正式には腎盂腎炎）、重度の扁桃炎、急性前立腺炎のどれかを疑います。

このとき、**腰をたたくと飛び上がるほど痛かったら、ほぼ腎盂炎で間違いないでしょう。**

腎盂は腎臓の内側にある尿をためるスペースのことです。尿は腎臓→腎盂→尿管→膀胱→尿道を通って排泄されます。このルートをさかのぼって、雑菌が膀胱に入り込み、さらに尿管から腎盂に入り込むと強い炎症が起きます。これが腎盂炎です。

とくに女性の場合、尿道がとても短く、尿道から膀胱に雑菌が入りやすいつくりになっています。女性に膀胱炎が多いのはそのためです。

一方で、膀胱は雑菌が入りやすい場所なので粘膜が強く、膀胱炎になっても、高い熱が出るような炎症は起こしません。

それが、疲れなどで体の免疫機能が衰えていると、雑菌が膀胱でどんどん増え、それが尿管をさかのぼって腎盂にまで達してしまうのです。

腎盂や腎臓は外界から離れた体内の奥深くにあって、非常に清潔で、無防備な場所です。雑菌が入ると、一気にやられて炎症を起こしてしまいます。

腎盂は2つの腎臓それぞれにありますが、腎盂炎になるのはどちらか一方です。炎症を起こした側の腰をたたくと飛び上がるほど痛いのに、もう一方はそれほどでもないというときは、腎盂炎で間違いないでしょう。

腎盂炎も放っておくと、危険な病気です。**腎臓には太い血管が入っているので、そこから菌が全身に回り、敗血症（細菌が増殖して炎症が全身に広がる）を起こす**可能性があります。また慢性腎盂炎に進むと、腎臓の機能が衰え、最終的には人工透析や腎移植を行う必要も出てきます。

いきなり高熱が出て、片側の腰が痛かったら、すぐに病院に行きましょう。救急車を呼ぶほどではないにしても、**タクシーで救急外来には行ってほしいレベル**です。早く治療すればするほど、重症にならずにすみます。

予防は排尿を我慢せず、尿で雑菌を流してしまうことです。とくに女性は、外陰部を清潔に保ち、セックスのあとは必ず排尿するようにしましょう。

また、膀胱炎から腎盂炎になることも多いので、膀胱炎を市販薬でごまかしたり、病院に行ったからといって放置したりせず、きちんと治療しきることも大切です。

腎盂炎のサイン

この症状が重なると注意

40℃近い高熱／たたくと飛び上がるほどの腰の痛み（片側だけ）／悪寒／だるさ

放っておくと……

腎盂から菌が全身に回り、敗血症を起こして命にかかわる。また、慢性腎盂炎になると人工透析や腎移植になる可能性もある。

何科に行くべき？

内科／泌尿器科／腎臓内科

予防のワンポイントアドバイス

女性は膀胱炎になりやすいため、とくに注意が必要。外陰部を清潔に保ち、セックスのあとは必ず排尿しよう。また、膀胱炎になったらしっかりと治療しきること。

放っておくとこわい症状㊹

今まで経験したことのない強い腹痛

↓

急性腹症

七転八倒する腹痛はおなかの大事件

突然、今まで経験したことがないほどの腹痛が襲うことを、医学的には「急性腹症」といいます。**脂汗が出て、七転八倒し、意識を失いそうになるくらいの強い痛みが起きる、おなかの大事件**です。

急性腹症といっても、原因はさまざま。よくあるのは**イレウス**（いわゆる腸閉塞）と**急性膵炎**、**急性虫垂《ちゅうすい》炎**です。

まず**イレウス**ですが、これは腸がねじれてしまう病気です。ふだんはうまく整理されておなかに入っている腸が、運悪く途中でねじれてしまい、血液がとどこおって腸が腐ってしまいます。結果、ひどい腹痛、嘔吐、便が出ないなどの症状に見舞われるのです。

急性膵炎は、膵臓の消化酵素が膵臓自身を溶かしてしまう病気です。アルコールを飲みすぎるとなりやすく、大酒飲みの病気ともいわれています。膵臓がパンパンに腫れ、上腹部に激痛が起き、その痛みで意識を失う人もいるほどです。死亡率も高い危険な病気です。

急性虫垂炎は、急性腹症の原因として一番多いとされる病気です。大腸の入り口にある盲腸に異物や便の硬くなったものが詰まってバイ菌が入り、炎症が起きている状態です。

初めはおなかのいろいろなところが痛くなりますが、だんだん盲腸のある右下腹あたりに痛みが集まってくることが多いといわれています。

ほかにも急性腹症には、胆のうが炎症を起こす急性胆のう炎や、腸に一時的に血液が行かなくなる虚血性腸炎などさまざまな病気があります。いずれの急性腹症も**ひどくなると「急性腹膜炎」に発展し、たいへん危険です。**

「腹膜」とはおなかの臓器を袋のように包んでいる薄い膜のこと。どの臓器ともつながっていないきれいな場所で、ふつうは炎症を起こしません。そのため、菌が入ると一気に増殖してしまい、敗血症によって命を落とすことがあります。

よくあるのは、「盲腸をこじらせて腹膜炎で亡くなった」というケースです。盲腸に穴があき、そこから便がもれて腹膜に炎症が起きてしまうのです。

あるいはイレウス（腸閉塞）で腐った腸に穴があき、そこから膿やバイ菌がもれる、急性膵炎の炎症が腹膜に及ぶなど、さまざまな原因で急性腹膜炎は起こります。

いずれにせよ、七転八倒する急性腹症になったら、すぐに救急車を呼び、一刻も早く対処してください。

急性腹症のサイン

この症状が重なると注意

今まで経験したことがない腹痛／脂汗が出る／嘔吐／意識障害

放っておくと……

腹膜炎を起こし、命を落とすこともある。

何科に行くべき？

消化器内科／消化器外科／救急車を呼ぶ

予防のワンポイントアドバイス

これまで経験したことのない腹痛が襲ってきたら、迷わず救急車を呼ぼう。急性膵炎につながるアルコールの飲みすぎは避け、急性虫垂炎を避けるために腸内環境にも気を配ろう。

コラム 5

実は侮れない栄養不足「ビタミンB群」

活発に活動するために欠かせないビタミンB群

しっかりと睡眠時間を確保できているのに、日中に眠くなってしまう。そんな症状に悩まされていたら、ビタミンB群不足を疑ってみましょう。

ビタミンB群とは、B1、B2、B6、B12、ナイアシン、パントテン酸、葉酸、ビオチンの8種類の栄養素です。

それぞれ単体より、一緒にとったほうがより効果を発揮できるので、ビタミンB群というくくりになっています。

では、なぜこれらが不足すると日中に眠くなってしまうのでしょう。

それは、**ビタミンB群が、糖質や脂質をエネルギーに変える作業を助ける働きをしている**からです。

不足すると、エネルギーが十分につくられず、疲労物質である乳酸がたまり、疲れたり、眠たくなったりします。

また、ビタミンB群は、神経にもかかわります。「こころの栄養」ともいわれ、不足すると、**うつや不安障害、怒りっぽくなるなど、精神的異常につながる**ことも指摘されているのです。

精神的にも体力的にも、私たちが活発に活動し続けるために欠かせない栄養素がビタミンB群なのです。

ビタミンB群はとりすぎても、尿になって体外に出てしまうので、積極的に摂取しましょう。

食べ物でいえば、豚肉、うなぎ、レバー、納豆、卵、マグロなどに多く含まれます。また、B群は8種類もありますから、バランスよくとるために、サプリを飲むのもいいでしょう。

白米を玄米に替えることもおすすめです。昔、日本で心不全を起こす「脚《かっ》気《け》」が流行りましたが、これはビタミンB1を豊富に含む玄米食が白米食に変わったためでした。

現在は白米食が主流ですが、**週に1、2度は玄米食にしてみる**のもいいかもしれません。

ビタミンB群不足のサイン

この症状が重なると注意

日中に眠くなる／疲労感がある／集中力が続かない／肩こり／不安感／気持ちの落ち込み／イライラする

放っておくと……

体力的にも精神的にもだるさが続き、うつなどの精神疾患、寝たきりにつながる恐れがある。

予防のワンポイントアドバイス

ビタミンB群を含む食べ物やサプリメントを意識的にとろう。

ビタミンB群を多く含む食材

玄米、豚肉、うなぎ、マグロ、レバー、納豆、卵など

不調・病気別
主な症状リスト

腸内環境悪化

肌荒れ／おならが臭い／便が臭い／下痢／便秘／便のキレが悪い／太りやすい

肝臓の疲れ

寝ても疲れが取れない／日中の眠気／食欲不振／体がだるい／何となく体調がすぐれない

胃腸の疲れ

口の端が荒れている／口内炎／胃のもたれ・むかつき／胃痛

腎臓の疲れ

寝起きに足がむくんでいる／午後や夜になっても顔がむくんでいる／疲れやすい／濃い色の尿が出る／目の下のクマがなかなか消えない／皮膚の乾燥・かゆみ

膵臓の疲れ

酒を飲んだ翌日に下痢／腹痛／背部痛

免疫力低下

歯ぐきが腫れる／風邪をひきやすい／風邪が長引く

大腸がん

便が細くなる／便に血が混じる／下痢と便秘をくり返す／貧血／体重減少／腹痛

胃がん

真っ黒な軟便が出る／胸やけ／胃もたれ／食後のみぞおちの鈍痛／胃痛／首のリンパの腫れ／嘔吐／吐血（チョコレート色）／貧血

肺がん

喀血／鉄さび色、赤い痰が出る／息苦しい／せきが止まらない／声がかれる／肩や二の腕の痛み

肝臓がん

黄疸（手のひらが黄色、白目が黄色、尿がオレンジ色または茶色）／毛細血管が浮き出る（手のひらや首、お腹など）／お酒に弱くなる／疲れやすい／息がアンモニア臭い

口腔がん

口の中に白い斑点、膜がある／口内炎がなかなか治らない／同じ場所に口内炎ができる／食べ物や飲み物で口内がしみる／口内に痛みがある／舌の動きが悪い／しゃべりにくい

咽頭・食道がん

酸っぱいものにだけむせる／のどがつまる感じがする／固形物が飲み込みにくい／声がかすれる

膀胱がん

頻尿だが少量しか出ない／血尿／排尿時痛／背部痛

前立腺がん

頻尿（昼に20回、夜中に3回以上トイレに行く）／尿が出づらい／尿に勢いがない／排尿に時間がかかる／尿もれ／残尿感／血尿

乳がん

乳頭がかゆい／乳頭・乳輪がただれる、湿疹が出る／血の混じった乳汁が出る／下着に血がつく／乳房のしこり

卵巣のう腫

ウエストが急に太ってきた／便秘／頻尿／下腹部の痛み／腰痛／生理痛がひどい／経血が多い

子宮がん

生理以外の不正出血が続く／閉経しているのに出血がある／性交時に子宮が痛い、出血がある／下腹部の痛み／膿のようなおりものが出る

肺炎

呼吸が苦しい／高熱が出る／緑色または鉄さび色の痰が出る／乾いたせきや濁ったせきが続く

狭心症

軽い運動で左胸痛（休むと痛みが治まる）／動悸／不整脈

糖尿病

異様にのどが渇く／頻尿・多尿になる／体重減少

破傷風

口が開きづらい（開口障害）／あごが疲れる／首筋の張り／顔面のこわばり／けいれん／呼吸困難

扁桃炎

つばを飲み込むとのどが痛い／のどの奥が赤く腫れている／のどの奥に白いカスが付いている／高熱が出る／息をするとヒューヒュー音がする

胆石症

油ものを食べたときだけ右わき腹が痛む／発熱／黄疸

脳腫瘍

頭痛／めまい／（腫瘍ができる場所によって）視野が欠ける／耳が聞こえにくい／手足が麻痺する／味がわかりにくい／触覚が鈍い／においがわからない

急性腎不全

足や顔のむくみが数日続く／倦怠感／皮膚の乾燥・かゆみ／湿疹が出る／尿の量が少ない／背部痛／腰痛

バセドウ病

暑がりになった／脈拍が速くなることがある／汗をかきやすい／手足が震える／食欲はあるのに痩せる／疲れやすい／目が飛び出してくる

認知症

においがわかりづらくなった／同じことを何度も言う／料理の味付けがおかしい／食事したことを忘れる／自分がいる場所がわからなくなる／感情的になる／部屋が片付けられない

心不全

ふつうに歩くだけで息切れ／動悸／呼吸が苦しい／睡眠時に息苦しい／夜間頻尿／せきこむ／足がむくむ／手足が冷える

関節リウマチ

朝起きると指の第２関節が腫れている、痛い／指がこわばる／指に力が入らない／指の関節がおかしい状態が1週間以上続く

骨粗しょう症

身長が縮んだ／背中が曲がった／腰痛

痛風

足の親指がむずむず・ピリピリする／足の親指に激痛が走る／尿酸値が9を超える

パーキンソン病

体が小刻みに震える／物がうまく持てない、落とす／手が震えて字がうまく書けない／歩き方が小刻みになる／歩き始めの一歩がなかなか出ない／転びやすい

腰椎ヘルニア

片足だけ痩せてきた／よく片側につまずく／腰から足先にかけての痛み／お尻からふくらはぎを中心としたしびれ・麻痺

甲状腺機能低下症

急に寒がりになった／食欲がないのに太る／元気が出ない／すぐ疲れる／皮膚の乾燥／抜け毛が目立つ／むくむ

老人性うつ

気分が落ち込む／眠れない／食欲がない／死にたい気持ちになる／原因不明の慢性的な痛み（腰痛、頭痛、肩こりなど）

心筋梗塞

左肩の急激な痛み／体の左側に生じる突然の痛み（歯、あご、腕、わき腹など）／胸全体を圧迫され、心臓を拳でつかまれるような痛み／安静にしても胸の痛みが治まらない

脳梗塞

体の片側にだけ異常がある（片腕があがらない、片手だけ物をうまく持てない、片足がうまく動かない、顔の左右の表情が違うなど）／歩くと一方向に傾く／ろれつがまわらない／顔がゆがんでいる

くも膜下出血

物が二重に見える（複視）／片方のまぶたが垂れ下がる／吐き気をともなう頭痛が続く

脳出血

激しい頭痛と嘔吐／めまい／手足のしびれ／言語障害

大動脈解離

胸から背中にかけての刺すような痛み（痛みが体中に広がっていく）

アナフィラキシーショック

蕁麻疹／口内やのどの腫れ・かゆみ／呼吸困難／意識障害

パンケーキ・シンドローム

粉ものを食べたあとに蕁麻疹／口内の腫れ・かゆみ／ぜんそく

腎盂炎

40℃近い高熱／たたくと飛び上がるほどの腰の痛み（片側だけ）／悪寒／だるさ

急性腹症

今まで経験したことがない腹痛／脂汗が出る／嘔吐／意識障害

〈主な参考図書〉

『オールカラー版 家庭の医学【第3版】』川名正敏／成美堂出版
『顔をみれば病気がわかる』猪越恭也／草思社
『「前兆」に気づけば病気は自分で治せる』石原結實／三笠書房
『がんにならないのはどっち?』秋津壽男／あさ出版

〈主な参考サイト〉

国立がん研究センターがん情報サービス https://ganjoho.jp/public/index.html
一般社団法人 オーソモレキュラー栄養医学研究所 https://www.orthomolecular.jp/
ドクターズ・ファイル https://doctorsfile.jp/
厚生労働省 https://www.mhlw.go.jp/
国立感染症研究所 https://www.niid.go.jp/niid/ja/
一般社団法人 日本血液製剤機構 https://www.jbpo.or.jp/
一般社団法人 日本腎臓学会 https://www.jsn.or.jp/
一般社団法人 日本内分泌学会 http://www.j-endo.jp/
国立循環器病研究センター http://www.ncvc.go.jp/
アナフィラキシーってなあに.jp https://allergy72.jp/
日経メディカル https://medical.nikkeibp.co.jp/
ナース専科PLUS https://nursepress.jp/

［著者］

秋津壽男（あきつ・としお）

秋津医院院長。1954年和歌山県生まれ。1977年大阪大学工学部を卒業後、再び大学受験をし、和歌山県立医科大学医学部に入学。1986年に同大学を卒業後、循環器内科に入局。心臓カテーテル、ドップラー心エコー等を学ぶ。その後、東京労災病院等を経て、1998年に東京都品川区戸越銀座に秋津医院を開業。下町の一次医療を担う総合内科専門医として絶大な支持を集める。現在、「主治医が見つかる診療所」（テレビ東京系列）にレギュラー出演中。『長生きするのはどっち？』『がんにならないのはどっち？』シリーズ（あさ出版）ほか、著書多数。日本内科学会認定総合内科専門医、日本循環器学会認定循環器専門医、日本医師会認定健康スポーツ医、日本スポーツ協会公認スポーツドクター、日本禁煙学会認定禁煙専門指導者。

※弊社への個人的な体調、症状に関するご質問は一切対応いたしかねます。
気になる症状がある方は、必ず医師にご相談ください。

放っておくとこわい症状大全
――早期発見しないと後悔する病気のサインだけ集めました

2020年9月15日　第1刷発行

著　者――秋津壽男
発行所――ダイヤモンド社
〒150-8409　東京都渋谷区神宮前6-12-17
https://www.diamond.co.jp/
電話／03·5778·7233（編集）　03·5778·7240（販売）
装丁――井上新八
本文デザイン・DTP―梅里珠美（北路社）
製作進行――ダイヤモンド・グラフィック社
執筆協力――辻由美子
本文イラスト―田渕正敏
校正――円水社
印刷／製本―勇進印刷
編集担当――畑下裕貴

ISBN 978-4-478-10999-1